1일 1생식

1일 1생식

황성주(의학박사) 지음

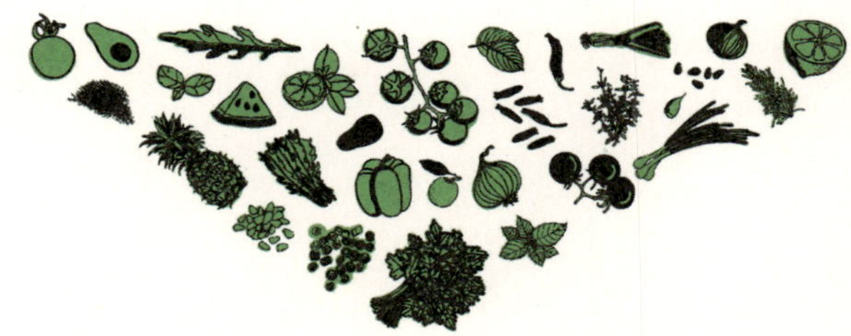

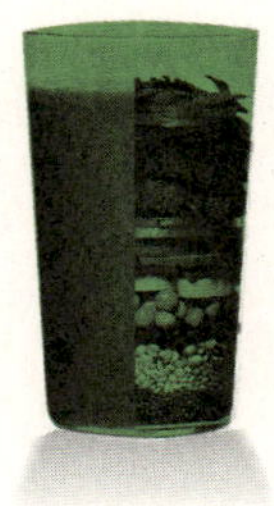

ć
청림출판

하나님이 이르시되
내가 온 지면의 씨 맺는 모든 채소와
씨 가진 열매 맺는 모든 나무를 너희에게 주노니
너희의 먹을거리가 되리라.

Then God said,
"I give you every seed-bearing plant
on the face of the whole earth
and every tree that has fruit with seed in it.
They will be yours for food.

1일 1생식이면 인생이 바뀝니다

지금 '1일 1식' 광풍이 불고 있습니다. 일본 의사가 지은 동명의 책이 화제가 되면서 '1일 1식'이 건강식이자 다이어트식으로 알려진 것입니다. 시대의 트렌드라고 할 수 있는 '건강'과 '다이어트'를 동시에 챙기는 식사법이라고 하니 사람들이 좋아할 만한 요소를 모두 가지고 있는 셈입니다.

사실 '1일 1식'은 나름대로 일리가 있습니다. 현대인이 먹는 보통의 식사 세 끼에는 다양한 영양소가 들어 있기보다는 단백질이나 탄수화물, 지방 등 일부 영양소만 필요 이상으로 들어 있기 때문입니다. 결국 한 끼를 먹나 세 끼를 먹나 우리 몸이 활용하는 영양소의 양은 큰 차이가 없습니다. 나머지는 몸에 지방으로 쌓이거나 그대로 몸 밖으로 배설될 뿐입니다.

또 하루 한 끼만 먹으면 에너지가 소화를 시키는 데 과도하게 소비되는 것을 막아 줍니다. 특히 점심 이후 심하게 찾아오는 식 곤증을 극복할 수 있고, 몸이 충분히 소화시키는 시간을 확보할 수 있어서 다이어트 효과를 볼 수 있으며, 기본적으로 섭취하는 음식물이 적어서 활성산소 생산을 줄일 수 있습니다.

그런데 저는 '1일 1식'이 유행하는 것을 보면서 몇 가지 우려가 생겼습니다. 모든 일이 그렇겠지만, '1일 1식'도 제대로 하지 않 으면 오히려 '1일 3식'보다 못한 식사법이 될 가능성이 높습니다.

우리 몸에는 반드시 필요한 영양소가 있습니다. 어느 학자는 '적어도 90여 가지'라고 하고, 어느 학자는 '적어도 500여 가지' 라고도 합니다. 여기서 개수는 그다지 중요하지 않습니다. 어쨌든 이 영양소를 모두 섭취해야 건강할 수 있고, 어느 영양소라도 결 핍되면 질병에 걸린다는 것은 이미 입증된 사실입니다.

따라서 '1일 1식'을 하려면 식단을 정말 다양하게 만들어야 소 기의 목적을 이룰 수 있습니다. 만일 하루에 한 끼만 먹는데 매일 비슷한 것을 먹거나 라면 같은 분식으로 때운다면 몸에 심각한 이상을 초래할 수도 있습니다. 또 한 가지 걱정되는 것은 '폭식'의 위험성입니다. 하루 한 끼만 먹다 보면 늘 허기져 있을 가능성이 높고, 한 끼라도 잘 먹어야 한다는 보상 심리 때문에 이것저것 많이 섭취하기 쉽습니다.

이렇게 장시간 지속된 공복으로 소화 기능이 떨어져 있는 상태에서 한꺼번에 많은 음식이 들어오면 여러 가지 악영향이 발생합니다. 우선 영양소를 제대로 뽑아내지 못한 채 음식을 몸 밖으로 버리게 되고, 많은 소화기관이 무리하게 움직이는 탓에 건강의 최대 적이라 할 수 있는 활성산소가 대량으로 양산됩니다. 이럴 바에야 차라리 조금씩 많이 먹는 습관을 들이는 게 건강이나 다이어트에 도움이 될 수 있습니다.

저는 무작정 '1일 1식'을 하기보다는 꾸준히 '1일 1생식'을 하기를 권합니다. 하루 두 끼는 제대로 식사를 하고 한 끼만 생식을 먹는 것으로도 충분히 건강과 다이어트를 모두 챙길 수 있습니다.

구분	1일 1식	1일 1생식
실천법	• 자신이 원하는 시간에 영양 균형을 맞춘 1일 1식을 하는 식사법 • 1식 이외의 시간에 배가 고프면 과일이나 초콜릿, 쿠키 등을 소량 섭취	• 라이프스타일에 맞춰 1일 1회 생식을 먹는 식습관 • 하루 1~3끼는 가능한 한 균형 잡힌 소식을 하고 건강 목적에 따라서 1끼를 생식으로 대체
좋은 점	• 공복 상태에서 활동하는 시르투인 유전자의 세포 회복 및 아디포넥틴 호르몬의 비만 예방 효과 • 과식할 때 과도하게 발생하는 활성산소로 인한 건강 불편 증상 예방	• 1일 1식의 효과와 동일 • 해로운 식사 습관을 교정해 주고 천연 영양분이 신체 대사를 증진시키며 누구나 지속적으로 즐겁게 실천 가능
체험으로 증명된 기대 효과 10가지	1. 적정 체중으로 돌아옴 2. 과일, 야채 본래의 맛을 느끼게 됨 3. 머리가 맑아지고 집중력이 높아짐 4. 피부가 원래의 빛깔로 돌아와 환하고 밝아짐 5. 위와 장의 기능이 개선되고 배변 활동도 좋아짐	1. 적정 체중으로 돌아옴 2. 자연 본래의 입맛을 회복함 3. 면역력 증진으로 만성피로와 반건강 상태를 개선 4. 피부가 고와지고 윤기가 나며 맑아짐 5. 아이들의 성장, 면역, 학습 능률 향상에 도움을 줌

	6. 아픈 곳이 치유됨 7. 머리카락이 덜 빠지고 탈모가 중지되거나 완화됨 8. 면역력이 높아져 감기나 전염병에 잘 걸리지 않음 9. 숙면 효과 10. 악한 체취가 사라짐	6. 당뇨병, 고혈압 등 대사증후군 예방 및 개선에 도움 7. 암 예방은 물론 암 치료 식이요법으로 탁월한 효과가 있음 8. 규칙적인 배변 활동과 갱년기 증상 예방에 도움 9. 맑은 정신을 유지하고 치매를 예방함. 모발 건강 강화 10. 체력이 향상되어 운동 능률 개선됨
우려되는 점	• 폭식 야기 • 영양소 불균형 초래 • 식사에 대한 스트레스 유발 • 단시간에 실패할 가능성 높음 • 성장기 어린이, 임산부, 수유부, 노약자, 환자는 실천하기 어려움	• 우려되는 점 없음

생식 1포 안에는 사람에게 필요한 필수영양소가 모두 들어 있습니다. 열량이 1끼 식사의 1/3밖에 안 돼서 다이어트 효과도 높습니다. 평소 활동량이 많아서 칼로리가 필요하다면 나머지 두 끼

식사에서 보상받으면 됩니다.

하루 한 끼 생식은 나머지 두 끼 식사마저 영양식으로 변신시킵니다. 좋은 자연식이 나머지 식사까지 영양식으로 만들어 준다는 사실은 이미 여러 연구를 통해 밝혀진 바 있습니다. 그래서 '1일 1생식'은 보석 같은 식사법입니다.

단순히 '1일 1식'이 아니라 건강까지 고려한 '1일 1생식'이 살아 있는 건강 식습관입니다.

황성주

3장 1일 1생식이면 몸이 처음 상태로 돌아갑니다

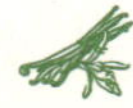

1장

세계의 식사 트렌드가 바뀌고 있습니다

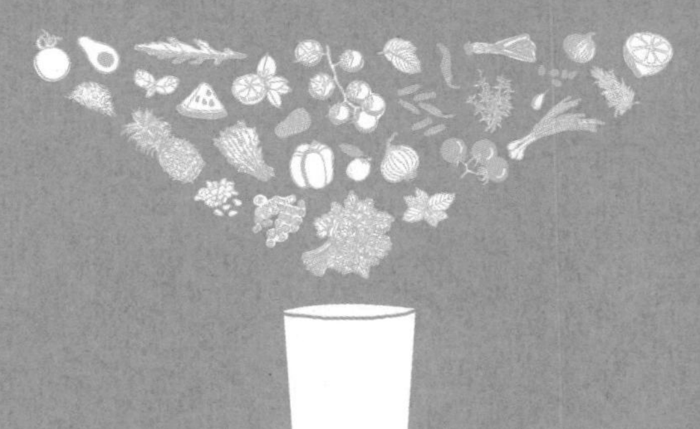

이제는
피토케미컬 시대입니다
─생식의 놀라운 질병 치료 능력

지난 1995년 〈엔바이론 헬스 퍼스펙트(Environ Health Perspect)〉에 육류 섭취와 암 발생 관계에 관한 매우 의미 있는 보고서가 실렸습니다. 미국, 캐나다, 덴마크 등 세계 23개국 여성을 대상으로 1인당 일일 육류 소비량과 결장암 발생률의 상관관계를 역학 통계 조사한 이 보고서입니다. 이 연구 결과에 따르면 육류 섭취량이 늘어남에 따라 결장암 발생 빈도가 높아지는 것으로 드러났습니다.

육류 섭취와 암 발생의 관계

일일 육류섭취량이 증가할수록 결장암 발생률 증가

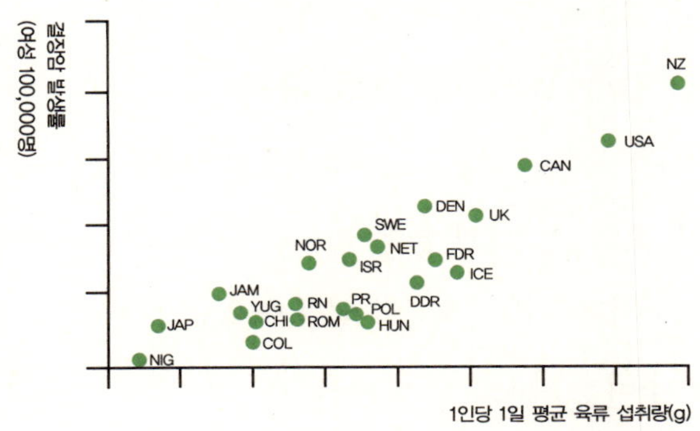

모든 병은 잘못된 식생활에서 시작합니다. 식이섬유를 덜 섭취하면 변비와 숙변이 오고 결국 장 질환이 생깁니다. 효소와 엽록소 섭취가 줄어들면 위장 질환이 생깁니다. 지방 섭취가 늘면 과산화지질, 콜레스테롤, 지방 등이 축적돼 각종 암, 고혈압, 동맥경화, 뇌졸중 등이 발생합니다. 단백질 섭취가 과하면 면역력이 약화되고 간의 해독 기능이 한계에 부딪힙니다. 먹는 것 하나만 확실하게 챙기면 이 모든 질병에서 벗어날 수 있습니다.

생식의 치유력은 피토케미컬에서 나옵니다. 피토케미컬은 비타민보다 훨씬 중요하지만 세상에는 덜 알려져 있습니다. 이제는 더 이상 비타민만 중요한 게 아닙니다. 예전에는 부족해서 가장 중요했지만 이제는 그렇지 않습니다. 피토케미컬이 훨씬 중요합니다. 질병을 예방하고 치료하는 성분이기 때문입니다.

존재 그 자체로 놀라운 이 성분은, 그러나 합성 영양소에는 들어 있지 않습니다. 천연 물질에만 들어 있습니다. 생식의 치유력도 바로 천연 물질에서 가져왔기 때문에 얻을 수 있는 것입니다.

합성 영양소는 우리 몸에 온전히 좋다고 할 수 없습니다. 흡연자들에게 합성 영양소를 공급한 한 연구에서 놀랍게도 폐암이 증가하는 결과가 나왔습니다. 반대로 천연 물질은 폐암 발생을 확실하게 막아 주었습니다. 충격적인 사실입니다. 인간의 병은 오직 자연으로만 막을 수 있습니다.

미국 암 협회와 세계 암 연구 재단이 추천하는 '암 예방을 위한 식생활 규칙 10가지'가 있습니다. 다음과 같습니다.

1. 다양한 종류의 야채와 과일을 1일 5회 이상 섭취

2. 다양한 종류의 곡류, 콩, 견과류, 뿌리, 감자 등을 섭취

3. 조리할 때 설탕을 지나치게 사용하지 말고 당도가 높은 전분

도 피함

4. 음주는 가능한 한 억제(남자 1일 2잔, 여자 1일 1잔 이하 섭취)

5. 붉은색 육류는 일일 80그램 이하로 제한(닭, 생선 섭취 권장)하며, 가능한 한 식물성 단백질로 대체

6. 지방산, 특히 동물성 지방산 섭취 제한

7. 염분(소금) 섭취 제한

8. 실온에 오래 방치된 음식 섭취 제한

9. 불에 탄 음식은 삼가며 직접 불꽃에 닿아서 익힌 고기나 훈제 음식 섭취를 줄임

10. 식품첨가물, 오염 및 잔류 물질이 존재할 가능성이 있는 식품의 섭취를 줄임

하나같이 정말 좋은 이야기들이지만, 현실에서 이 많은 것을 다 실천할 수 있는 사람은 아무도 없습니다. 하지만 생식이 있습니다. 생식 하나로 이 모든 규칙을 실천할 수 있습니다. 처음부터 이런 식생활 규칙을 알고 생식을 만든 게 아닙니다. 생식을 개발해 놓고 보니 이 규칙에 들어맞은 것입니다. 생식은 암을 예방하는 최고의 식사입니다.

내가 만든 밥상이
나를 위협합니다
─정밀하게 먹어야 하는 이유

건강에 대한 열망이 갈수록 높아지고 있고, 이런 현상은 앞으로 시간이 갈수록 가속화될 것으로 보입니다. 그런데 아이러니하게도 우리의 밥상은 크게 바뀌지 않고 있습니다. 그저 마트에 유기농 코너가 생기고 동네에 유기농 전문 상점이 들어선 정도가 변화라면 변화입니다. 그로부터 유기농 채소가 우리 식탁에 일부 올라오긴 합니다.

그러나 여전히 우리 식탁에 올라온 음식은 굽거나 기름에 튀긴 육류, 볶거나 찌개 안에 들어간 채소가 대부분입니다. 이런 음식으로는 칼로리 섭취만 높일 뿐 건강에는 도움이 되지 않습니다. 오히려 각종 질병을 야기할 가능성이 높습니다. 우리가 만든 식단이 우리를 위협하고 있는 셈입니다.

음식은 이 세상 무엇보다 중요합니다. 무엇보다 생존과 연관되어 있습니다. 영양분이 부족하면 우리는 생존할 수 없습니다. 그런데도 사람들은 더 이상 음식을 생존과 연관하여 생각하지 않습니다. 음식이 부족할 것이라고 생각하지 않기 때문입니다. 그러나 먹을거리가 아무리 넘쳐 나도 음식이 생존과 직접적으로 연관되어 있다는 사실은 변하지 않았습니다. 음식이 부족해서 발생하는 생존의 문제까지는 아니지만, 불균형한 식단이 초래하는 결과가 건강과 직결되기 때문입니다.

지금은 어떤 음식을 먹든 건강을 생각해서 '정밀하게' 먹어야 하는 시대입니다. 몸에 필요한 음식을 먹어야 합니다. 어떤 음식을 주로 먹느냐에 따라서 건강을 지킬 수도 있고 노화와 질병을 일으킬 수도 있습니다. 특히 활성산소를 유발하는 음식은 건강을 직접적으로 해치는 독약과 다르지 않습니다.

건강을 생각해서 음식을 정밀하게 먹어야 하는 이유는 과식을 삼가고 영양 불균형을 해소하기 위한다는 것 외에도 여러 가지가 있습니다. 그중에서도 우리가 살고 있는 사회의 오염도가 높다는 것이 가장 큰 이유입니다. 식재료에 묻어 있는 잔류 농약, 육류에 포함돼 있는 항생제, 가공식품 속 방부제, 독성 단백질, 공기 중에 떠다니는 병원체, 환경호르몬 등 유해 물질과 유해 환경이 늘 우리 건강을 위협하고 있습니다. 아무리 환경을 잘 보존하고 식재료를 잘 관리한다고 해도 해외에서 들어오는 것까지 어찌할 수는 없습니다. 이런 환경에서 건강을 지키기 위해서는 정밀하게 식단을 짜고 규칙적으로 식사하는 수밖에 달리 방법이 없습니다.

우리나라는 거의 모든 분야가 아주 짧은 시간에 서구화되었습니다. 예술, 패션, 주거 등 그렇지 않은 것이 없을 정도입니다. 식습관도 예외는 아닙니다. 쌀 소비량만 봐도 지난 30년 사이 반 토막 났을 정도입니다. 대신 빵 생산과 우유 소비는 갈수록 늘어나고 있습니다.

2013년 봄 식품업계에서 발표한 자료에 따르면 베이커리 시장 규모는 2011년 현재 4조6,971억 원으로 2010년 4조1,270억 원, 2009년 3조5,878억 원에 비해 연평균 15.5퍼센트씩 늘어나고 있습니다.

빵과 함께 식단의 서구화를 대변하는 유제품 소비도 계속 증가하고 있습니다. 농림축산식품부 자료에 따르면 2011년 한 해 유제품 소비량은 총 351만7,909톤으로, 이는 국민 1인당 70.7킬로그램을 소비하는 셈입니다. 이 역시 2010년 64.2킬로그램에 비해 10퍼센트가 늘어난 수치입니다.

반대로 쌀 소비량은 계속 떨어지고 있습니다. 통계청의 '2012 양곡 연도 양곡 소비량 조사 결과'를 보면 국민 1인당 쌀 소비량은 69.8킬로그램인데, 이는 30년 전인 1982년(156.2킬로그램)의 절반에도 못 미치는 수치입니다.

이런 통계들을 종합해 보면 우리의 식단을 구성하는 전통식과 서구식의 비율은 6:4 정도 된다고 합니다.

생활환경이 서구화되고 그에 따라 식생활이 변하는 것은 어찌 보면 자연스런 일일지도 모릅니다. 문제는 우리가 내어 준 40퍼센트의 식사가 서양인조차 꺼리고 있는 육류나 패스트푸드 중심으로 채워지는 데 있습니다. 몸에 좋은 음식으로 정밀하게 먹어야 하는 상황에서 오히려 반건강 식단을 만들고 있는 셈입니다.

이런 추세는 어린 세대로 갈수록 더 심각해집니다. 지난 2011년 식약청이 한국영양학회와 공동으로 인구 50만 미만 123개 시군구 어린이(만 10~11세, 초등학교 5학년 기준) 1만 명을 대상으로 실시한 식생활 환경 조사에 따르면 국내 어린이 10명 중 8명 이상이 성장기에 필요한 비타민과 섬유질 등이 함유된 과일이나 채소 섭취가 권장 수준보다 적은 것으로 나타났습니다.

반면, 일주일에 1회 이상 라면과 탄산음료를 섭취하는 어린이는 69.2퍼센트였으며, 특히 10명 중 1명은 이틀에 한 번 이상 라면을 먹는다고 답변했습니다. 어린이들의 식생활은 미래 우리 사회의 식생활을 예고하고 있는 것이어서 더욱 우려스럽습니다.

과식하는 사람은 갈수록 줄어들고 있습니다. 요즘은 어른은 물론이고 아이들도 적당히 먹습니다. 많이 먹지 않을 바에는 몸에 좋은 것들로 식단을 꾸려야 합니다. 자연과 가장 가까운 음식을 찾으세요. 단기적으로는 비용이 더 들 수도 있지만, 장기적으로 보면 훨씬 경제적일 수 있습니다. 경제적 측면에서 보나 건강 측면에서 보나 생식만 한 게 없습니다. 정밀하게 드세요. 1일 1생식이 답입니다.

몸은
가장 늦게 말합니다
─지금 당장 식사 혁명이 필요한 이유

요즘 어린이들은 우리 어린 시절과 비교해 보면 참 호강하면서 지냅니다. 물질적으로 부족한 게 없으니까요. 그런데 그 어린이들에게 한 가지 미안한 게 있습니다. 바로 식단입니다.

우리 세대는 육류를 풍족하게 먹지 못하고 자랐지만 거의 모든 음식이 제철에 나는 싱싱한 식재료로 만든 것들이었습니다. 비료나 농약 오염도가 높지 않았고, 조미료 역시 없거나 거의 쓰지 않은 음식이었습니다. 지금은 거의 찾아보기 힘든 음식들이었습니다.

세상은 계속 발전하고 평균수명도 늘어나고 있지만, 아이러니하게도 건강한 식단을 접할 기회는 점점 사라지고 있습니다. 환경오염과 대량생산으로 좋은 재료를 찾는 것 자체가 힘들어졌고 바쁜 일과 때문에 집보다 밖에서 먹는 일이 많아져서 본의 아니게 편식을 하게 되는 경우가 많아졌기 때문입니다. 몸을 망가뜨릴 때까지 망가뜨리고 나서야 자연식을 찾는 게 현대사회를 사는 우리의 모습입니다.

사람의 몸은 꽤나 인내력이 강합니다. 몸에 유해 물질이 지속적으로 들어와도 어느 정도 망가지기 전까지는 티를 내지 않습니다. 그러니 이상 증후가 몸 밖으로 드러났을 때는 돌이키기 쉽지 않을 정도로 몸이 망가져 있을 가능성이 높습니다. 한 번 망가진 몸을 원상 복귀시키는 데는 적어도 몇 년씩 걸리고, 어떨 때는 평생 불가능한 경우도 있습니다.

술을 많이 드시는 분들에게 "절주가 필요하신 것 같습니다"라고 말하면, 대부분 "힘들긴 한데 아직은 괜찮습니다"라고 말합니다. 저는 그 대답이 "아직 죽을 정도는 아니니 병원에 눕기 전까지는 계속 마시겠습니다"라고 들립니다. 그리고 안타깝게도 이런 예상은 거의 현실이 되곤 합니다. 그만큼 우리 몸은 어지간해서는 아픈 티를 내지 않습니다. 특히 독을 씻어 내는 간이 더 그렇습니다.

사람 몸에서 일어나는 모든 삐걱거림은 대체로 입으로 들어오는 음식에서 비롯됩니다. 질 나쁜 원료로 만든 음식, 바쁜 생활로 체계가 없어진 식사, 그로 인한 영양 불균형, 비만과 변비 등은 현대인 대부분이 경험하고 있는 현상입니다. 이처럼 건강에 반하는 생활은 결국 병을 부르고 몸을 무너뜨립니다.

어느 날 아침 몸이 굉장히 무겁다는 것을 느낍니다. 눈꺼풀이 떨리는 것이 느껴집니다. 손동작도 부자연스럽습니다. 그제야 뭔가 문제가 있다고 느끼고 고민을 하기 시작합니다. '다시 건강하게 살 수 있는 방법은 없을까?' 고민을 거듭하다 보면, 건강 리뉴얼의 출발점에 생식이 떠오릅니다. 자연식은 막막하고, 생식은 가까이 있습니다.

흔히 '병에 걸리면 자연으로 돌아가라'고 이야기합니다. 하지만 이보다 더 좋은 것은 '병에 걸리기 전에 자연으로 돌아가라'입니다. 병 걸린 다음에 고치려고 하면 시간과 노력과 비용이 훨씬 많이 듭니다. 몸이 무너지기 전에 자연을 담은 식단을 차리는 것이 훨씬 현명한 선택입니다.

생식은 사람을 살리는 선물입니다. 오랜 시간에 걸쳐 무너진 체질을 근본적으로 개선시키고 건강한 몸으로 돌아가게 해 줍니다. 더 늦기 전에 시작하세요. 다른 그 무엇도 아닙니다. 당신의 몸을 위한 일입니다.

다른 식사까지
보석으로 만듭니다
—생식 효과의 확장력

"우리는 우리가 먹는 것으로 만들어진다(You are what you eat)."

수세기 동안 많은 과학자들은 우리가 먹는 것이 우리 몸에 어떤 영향을 미치고 질병과는 어떤 관계가 있는지에 관심을 가져 왔고, 마침내 이런 결론에 도달했습니다. 즉, 좋은 음식은 건강한 육체를, 나쁜 음식은 병든 육체를 만든다는 것입니다.

하지만 '무엇을', '얼마나' 라는 질문에 과학자들은 아직 명확한 답을 내리지 못하고 있습니다. 그 이유는 우리가 먹는 것이 우리 몸에 영향을 주기 위한 가장 중요한 과정과 원인이 대사과정에 있다고 생각했기 때문입니다. 우리가 먹는 음식의 종류도 중요하지만 그보다 더 중요한 것은 먹은 '양' 과 '기간' 이라고 생각한 것입니다.

그런데 미국 매사추세츠 대학교 의대(UMMS) 과학자들은 얼마 전 생물학 권위지인 〈셀(Cel)〉 2013년 최근호에 섭취하는 음식의 종류가 유전자에 영향을 준다는, 아주 흥미로우면서도 충격적인 연구 결과를 발표했습니다. 우리가 음식을 얼마나 섭취했느냐와 관계없이 섭취한 것만으로도 유전자에 큰 변화를 일으키고 건강에 영향을 준다는 것입니다.

연구진은 예쁜꼬마선충(C. Elegans)의 한 집단에는 코마모나스균(Comamonas Bacteria)을, 다른 집단에는 실험실 표준 먹이인 대장균(E.coli)을 먹이면 코마모나스균을 먹인 집단이 발육은 빠르지만 자손이 적고 수명도 짧아진다는 것을 발견했습니다. 코마모나스균과 대장균이 영양학적으로 거의 차이가 없어서 살아 있는 균의 특성에 의한 것인지 확인하기 위해 균을 죽인 후에 먹이로 공급했는데도 같은 결과를 얻었습니다.

더 나아가 예쁜꼬마선충의 대사, 성장 또는 수명과 관련된 유전자를 분석한 결과 서로 다른 먹이를 섭취한 두 집단 간에는 최소한 87가지의 유전자 발현에 변화가 있는 것을 찾아냈습니다. 이 변화는 놀랍게도 영양소의 감지 경로인 TOR이나 인슐린 신호 전달계와 관계없이 성장과 발육에 관련된 탈피(Molting) 조절인자에서 일어났습니다.

TOR과 인슐린 경로는 섭취한 영양소의 감지 경로로서 섭식에 의한 노화 및 수명과 밀접한 관계가 있는 것으로 알려져 있습니다. 따라서 지금까지는 섭취한 음식이 대사에 관련된 유전자에 변화를 일으키고, 이것이 다시 노화와 수명에 관련된 유전자에 변화를 일으키는 것으로 생각해 왔습니다. 결국 노화와 수명은 섭취하는 영양소의 양과 단백질이나 지방질 같은 질적인 차이의 영향을 받는 것으로 알고 있었습니다. 소식이 수명을 연장시킨다는 연구 결과들도 이러한 생각을 강화시켰습니다.

그런데 예쁜꼬마선충 연구 결과는 섭취한 음식의 종류가 대사 경로를 거치지 않고도 노화 및 수명과 관련된 유전자에 직접 영향을 준다는 사실을 보여주고 있는 것입니다. 특히 이 연구에서 변화를 보인 예쁜꼬마선충의 탈피 조절인자와 같은 유전자는 사람의 하루생체리듬(Circadian Rhythm)을 좌우하는 것으로 사람의 노화 및 수명과도 밀접한 관련이 있습니다. 즉, 우리가 먹는 음식이 노화 및 수명과 연관된 유전자에 직접 영향을 미칠 수 있다는 뜻입니다.

연구를 주관한 리슬리 맥네일(Lesley MacNeil) 박사는 이러한 결과에 대해 섭식이 유전자의 발현과 생리 현상 그리고 질병 발생에 복잡하게 연관되어 있음을 보여주는 것이라고 말했습니다.

이 실험은 또 한 가지 놀라운 사실을 알려 주었습니다. 주로 대장균을 먹이로 준 집단에게 코마모나스균을 소량만 섞어 주고 관찰했더니 유전자 발현과 생리에 큰 변화를 보인 것입니다. 이는 다양한 종류의 음식을 단지 '건강에 좋거나 나쁘거나'로 양분해 판단할 수 없으며, 어떠한 조건에서 어떤 음식을 먹는가에 따라 다른 생리적 결과를 나타낸다는 것을 말해 주고 있습니다. 즉, '건강에 이롭지 않은 음식이라도 건강에 좋은 음식을 소량이라도 섞어 먹으면 유전자에 긍정적인 변화를 이끌어 내고 생리를 개선할 수 있다'고 연구진은 설명하고 있습니다.

황성주 박사의
건강 십계명

1. 한 끼는 생식하세요

저는 15년 정도 생식을 먹고 있습니다. 생식의 장점은 크게 4가지가 있습니다. 적정 체중을 유지하고, 식이섬유 성분이 풍부해 건강한 배변을 도우며, 면역력을 높여 피로감을 덜어 주고, 맑은 정신을 유지하게 해 줍니다. 아침 식사로 생식을 먹는 것을 추천합니다. 상황이 안 되면 점심이나 저녁에 먹는 것도 좋습니다.

2. 건강한 물 알칼리 이온수를 충분하게 드세요

물은 우리 신체에 꼭 필요한 영양소입니다. 특별히 식품의약품안전청으로부터 '위와 장내 이상 발효, 만성 설사, 소화불량, 위산 과다' 의 4가지 증상에 대한 효능을 인정받은 알칼리 이온수는 건강한 물의 기준이 됩니다. 매일 알칼리 이온수를 8잔 이상 충분하게 드세요.

3. 면역력을 높이는 영양소를 선택해서 드세요

건강한 식생활의 핵심은 면역력입니다. 면역력 증진에 도움을 주는 영양소인 피토케미컬, 비타민, 미네랄, 미강 및 버섯류에 풍부한 다당체를 매일 섭취하세요.

4. 매일 더 좋은 선택을 연습하세요

탄산음료 대신 두유를, 커피 대신 녹차를, 과자 대신 고구마나 감자를 드세요. 몸에 좋은 음식만 고집하다 금방 포기하는 것보다 좀 더 유연하게 식생활을 실천하는 것이 좋습니다. 건강을 위해 더 좋은 선택을 연습하세요.

5. 즐거운 배변 습관을 가지세요

먹는 것만큼 쾌변 하는 것 역시 중요합니다. 변의를 놓치지 말고 규칙적인 시간과 장소를 정하는 게 좋습니다. 특히 비데를 사용하면 배변에 도움도 되고 위생적입니다.

6. 자신에게 맞게 규칙적으로 운동하세요

운동의 중요성은 누구나 알고 있을 것입니다. 거창하게 헬스센터를 찾아 가서 하는 운동보다는 생활 속에서 할 수 있는 운동을 먼저 시작하세요. 계단 오르내리기, 아침 산책하기, 대중교통 이용하기 등. 그것이 쉬워지면 본격적인 운동(주 5회, 1회 40분 정도)을 하세요.

7. 창조적인 방법으로 건강 리듬을 만드세요

건전하게 스트레스를 해소하는 방법을 개발하세요. 목욕, 음악 감상, 낮잠, 기지개, 심호흡, 독서 등 모두 좋습니다. 창조적인 방법이 필요합니다.

8. 꼭 쉬세요

TV 시청과 게임, 스마트폰 이용은 휴식이 아닙니다. 쉴 때는 쉬는 것에만 집중하는 게 좋습니다. 휴식은 조금씩 자주 하세요. 휴식은 일의 추진력과 생산성을 높여 줍니다.

9. 건강 컨설턴트와 상담하세요

혼자보다는 좋은 사람과 함께하면 성장합니다. 자신의 건강을 점검해 주고 도움을 줄 건강 컨설턴트를 주기적으로 만나고 상담하세요.

10. 모든 일에 감사하고 화목한 가정을 만드세요

절대 수용과 절대 긍정의 자세는 감사하는 마음에서 나옵니다. 자신의 일을 즐기고 가정의 화목에 최우선 순위를 두세요. 화목한 가정생활이 질병을 원천적으로 봉쇄합니다.

2장

푸드 오브 패러독스, 생식이 진리입니다

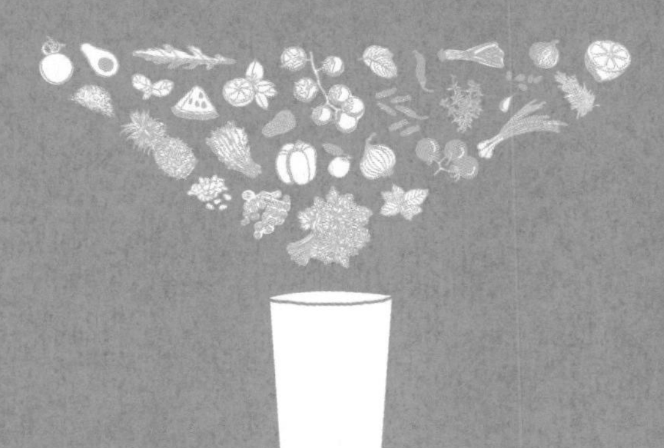

슬로푸드이면서
패스트푸드입니다
—현대식의 장점만 챙긴 음식

현대인은 대체로 '빠르게' 살아야 성공할 수 있다고 생각합니다. 어떤 면에서는 맞는 말입니다. 무슨 일이든 빠르게 처리하면 시간 단축 효과가 있어서 일을 많이 할 수 있기 때문입니다. 그러다 보니 급기야 밥 먹는 시간까지 아껴야 한다고 믿는 지경이 되었습니다.

문제는 그 다음입니다. 그렇게 아낀 시간이 그대로 '행복'으로 이어지는 것은 아닌 것 같습니다. 빠르게 살다 보니 오히려 일의 양이 늘어나고 속도에 강박이 생겨서 시간의 노예가 되었습니다.

그렇게 살아서는 자신의 삶을 돌아볼 시간도 없습니다. 행복할 시간이 없습니다. 이게 현대인이 사는 모습입니다.

음식도 그렇습니다. 조리 시간과 식사 시간 모두 '최소화'하는 데 집중하고 있습니다. 모두 불필요한 시간으로 여기기 시작한 것입니다. 그러다 보니 햄버거나 라면 등 너무 많이 가공되어서 도무지 원료의 모습을 찾을 길 없는 음식을 단숨에 해치우고 있습니다. 그러나 그 음식들은 대부분의 영양이 빠져 버린 허풍선이와 다름없습니다. 칼로리만 챙길 뿐이고 대부분은 배설물이 되어서 밖으로 나옵니다. 빠르다는 점 외에는 장점이 아무 것도 없는 음식입니다.

슬로푸드가 대안입니다. 음식의 원재료를 정성껏 다듬고 몸에 좋은 정도로만 조리해서 먹자는 의미입니다. 슬로푸드라는 말 안에는 음식을 통해 삶의 질을 개선하자는 마음이 들어 있습니다.

생식은 슬로푸드입니다. 자연에서부터 온 생식은 자연과 교감하며 먹는 음식입니다. 원재료를 하나하나 떠올리면서 먹는 음식입니다. 비록 먹는 시간은 짧지만 몸은 길게 반응합니다. 몸속 독소를 밖으로 배출하고 세포 하나하나에 미량영양소를 공급합니다. 몸이 편안해집니다. 생식이 바로 슬로푸드입니다.

생식은 슬로푸드이면서 동시에 패스트푸드이기도 합니다. 보통 패스트푸드라고 하면 햄버거나 피자, 프라이드치킨 등 지방이 많고 인공첨가물이 다량으로 포함된 음식을 떠올립니다. '몸에 안 좋은 음식'이라는 이미지가 강합니다. 실제로 조리 시간을 단축하려다 보니 튀기거나 볶기 마련이고, 이렇게 만들어진 음식은 분명 사람 몸에 노폐물을 남길 가능성이 높습니다.

생식도 식사 시간을 최소화시켜 줍니다. 전부 합쳐도 5분도 안 되는 짧은 시간에 끼니를 해결합니다. 그러나 좋은 의미의 패스트푸드입니다. 몸속에 노폐물이 남지 않기 때문입니다. 몸이 소화하기 가장 좋은 형태로 만들어진 생식은 흡수가 빨라서 섭취 이후 바로 움직여도 몸에 탈이 나지 않습니다. 꽤나 훌륭한 패스트푸드입니다.

생식으로 끼니를 해결하라고 하면 '식사의 즐거움'을 포기해야 한다는 생각에 지레 겁을 먹는 사람들이 있습니다. 물론입니다. 식사를 하는 일은 몸에 영양소를 공급한다는 의미만 있는 게 아닙니다. 누군가 만나서 대화하고 맛을 음미하는 과정까지 포함되어 있습니다. 이 즐거움을 포기할 수는 없는 노릇입니다.

그래서 1일 1생식입니다. 사회적인 만남으로부터 자유로운 시간, 즉 아침에 생식을 먹으면 그런 문제들이 모두 해결됩니다. 점심과 저녁은 평소 습관대로 일반식을 먹으면 됩니다.

　현대인은 아침 시간이 가장 바쁩니다. 무엇을 조리해서 먹을 시간이 없습니다. 몸에도 좋고 식사도 간편한 생식은 훌륭한 대용식인 셈입니다.

로가닉 딜리셔스 컬러 푸드입니다

― 아름답기까지 한 미래 음식

21세기는 로가닉 시대입니다. 로가닉(Rawganic)은 가장 최근에 만들어진 음식 트렌드이며, 앞으로 오래 지속될 미래 트렌드입니다. 세계인이 유기농 식재료를 자연 상태 그대로 먹는 게 몸에 가장 좋다고 생각하기 시작했습니다.

생식은 기본적으로 로가닉의 가장 정제된 형태입니다. 일부러 원재료를 찾아다니지 않아도 됩니다. 여러 식재료가 한곳에 모여 있으니 일반 로가닉보다 진화한 형태라고 말할 수 있습니다. 그래서 생식은 '로가닉 칵테일'이라고 부를 수 있습니다.

생식은 한두 가지 원료로 만들어진 것이 아닙니다. 적어도 자연의 원재료 수십 가지가 한곳에 모여 있습니다. 현미, 수수, 버섯, 달래, 호박, 양배추, 신선초 등 다양한 식재료를 자연 상태로 먹는다는 사실이 그저 경이로울 뿐입니다.

몇 해 전부터 컬러 푸드에 대한 관심이 높아졌습니다. 곡식과 채소를 옐로우, 블랙, 화이트, 레드, 퍼플, 그린 등 6가지 색깔로 분류하는 방식인데, 각 색깔의 원재료가 각각 다른 효능을 가지고 있다는 연구 결과들이 발표되기도 했습니다.

호박, 파프리카, 자몽 등으로 대표되는 옐로우 푸드에는 베타카로틴이 많이 들어 있어서 몸속에서 항산화제 역할을 하는 것으로 알려져 있습니다. 따라서 옐로우 푸드를 섭취하면 항노화, 항암, 항성인병 같은 효과를 볼 수 있습니다.

검은콩, 검은쌀, 검은깨 같은 블랙 푸드에 들어 있는 안토시아닌은 항암, 노화 방지 효과가 있습니다. 그래서 흔히 블랙 푸드 삼총사라고 불리는 검은콩, 검은쌀, 검은깨 등은 인기가 매우 좋습니다.

마늘, 양파, 도라지 같은 화이트 푸드는 성질이 따뜻해서 폐나 기관지가 약한 사람에게 좋습니다. 소화가 잘 되는 것도 장점입니다.

오미자, 토마토, 석류 같은 레드 푸드는 암 억제 기능이 뛰어납니다. 암을 유발하는 물질을 몸 밖으로 배출하는 라이코펜이 많이 들어 있기 때문입니다.

가지, 체리, 포도 같은 퍼플 푸드는 피를 맑게 해 주어 심장 질환과 뇌졸중에 걸릴 위험을 감소시키는 효과가 있습니다. 육류를 많이 먹는 프랑스 사람이 장수하는 비결도 포도주를 많이 먹기 때문이라는 사실은 많이 알려져 있습니다.

브로콜리, 아스파라거스, 시금치 같은 그린 푸드는 신진대사를 활발하게 해 주고 자연 치유력을 높여 줍니다. 피를 만들고 세포 재생을 도와주어 노화 방지에도 좋습니다. 간의 독소를 빼는 능력도 뛰어납니다.

이처럼 컬러 푸드는 각 색깔마다 나름의 효능이 있고 우리 몸을 건강하게 만들어 주는 역할을 합니다. 컬러 푸드 이야기를 들을 때마다 색색의 컬러 푸드를 한 끼에 다 먹을 수 있으면 얼마나 좋을까 하고 생각하게 됩니다.

그런데 놀랍게도 생식이 바로 이 여섯 가지 컬러 푸드를 모두 포함한 유일한 식사입니다. 생식의 주요 원료인 호박, 파프리카,

검은깨, 검은쌀, 양파, 무, 부추, 쑥갓, 솔잎, 브로콜리, 청경채, 팥, 영지버섯, 현미, 보리, 달래, 케일 등은 6가지 컬러 푸드의 대표 곡채류입니다.

사실 컬러 푸드는 이미 있는 식재료를 색깔별로 분류해서 공통의 효능을 찾아내어 지은 이름입니다. 생식이 컬러 푸드라는 용어가 나오기 전부터 존재했다는 사실이 경이롭습니다.

영양분은 동시에 여러 개를 섭취할 때 효과가 배가 됩니다. 6가지 컬러 푸드를 한 번에 먹는 방법이 바로 1일 1생식입니다.

내추럴 다이어트 푸드이면서
디톡스 푸드입니다
-가장 확실한 디톡스 솔루션

생식을 먹다 보면 식사량이 줄어듭니다. 몸이 적게 먹는 것에 익숙해져서 적은 양을 먹어도 허기가 지지 않습니다. 생식은 미량영양소를 공급해 주면서 체내 지방 성분을 배출하는 고급 다이어트식입니다. 생식의 식이섬유, 비타민, 미네랄은 몸속 유독물질을 배출시킵니다. 식이섬유만 가지고 하는 디톡스가 아닙니다. 매우 탁월한 디톡스입니다.

도시인은 매일 200만 가지가 넘는 독소에 둘러싸여 생활한다고 합니다. 이 정도면 그냥 독소에 짓눌려 산다고 해도 틀린 표현이 아닙니다.

독소는 환경오염 물질(공기, 물, 동식물), 알코올, 담배, 트랜스지방, 인공조미료, 식품첨가물 등 외부 독소와 체내 신진대사의 부산물로 생성되는 내부 독소로 나눌 수 있습니다.

외부 독소는 호흡기, 피부, 물과 음식물을 통해 체내로 유입됩니다. 그러면 몸은 간 등에서 유해 물질을 해독해서 밖으로 내보냅니다. 그러나 몸의 해독 능력은 한계가 있습니다. 독소가 너무 많이 들어오면 미처 처리되지 못한 독소가 몸속에 남게 됩니다. 이처럼 체내에 잔류 독소가 많아지면 인체의 항상성이 무너져 세포가 손상되고 만성질환을 유발합니다.

잦은 기침을 한다거나, 코 안에 분비물이 계속 생긴다거나, 귀에 곰팡이가 오랫동안 존재하는 증상 등이 해독 능력이 저하되었거나 몸속에 독소가 많아서 인체 항상성이 무너져 있다는 증거입니다. 심할 경우, 두뇌 기능 장애, 치매, 불임, 생리 불순, 조기 폐경 등 호르몬 불균형도 초래할 수 있습니다.

체내 독소는 단시간에 급작스럽게 몸을 망가뜨리는 대신 우리 몸에 서서히 균열을 일으킵니다. 그래서 체내 독소는 언제든지 병이 되어 나타날 수 있습니다. 뿐만 아닙니다. 체내에 쌓인 독소가 원활히 배출되지 않는다면 아무리 몸에 좋은 음식을 많이 먹어도 아무 소용이 없습니다. 그 독소가 좋은 성분을 오염시키기 때문입니다. 그래서 건강하려면 무엇보다도 몸을 깨끗하게 만들어야 합니다. 이게 바로 디톡스가 중요한 이유입니다.

디톡스(Detox)는 Detoxification의 약자로 '해독'을 의미합니다. 몸속 독소를 제거하는 대청소를 뜻합니다. 디톡스를 제대로 하면 체질이 개선돼 우리 몸이 본래 가지고 있던 항상성과 자연치유력이 복원됩니다.

우리 몸을 청정하게 만드는 물질은 항산화제(효소, 섬유소, 피토케미컬 등), 프로바이오틱스(생유산균), 물입니다. 이 세 가지가 해독 작용에 없어서는 안 될 물질입니다. 그래서 이 세 가지를 섭취할 수 있는 음식을 먹는 것은 매우 중요합니다. 다만, 이 세 가지 성분은 공통의 약점을 가지고 있습니다. 열을 가하면 활성을 잃는다는 것입니다. 그래서 이 세 가지를 몸속에 온전히 들이기 위해서는 생식, 혼합유산균, 알칼리 이온수 형태로 섭취해야 합니다. 생식은 항산화제 역할을 톡톡히 해 냅니다. 효소, 섬유소, 피토케미컬 등이 살아 있기 때문입니다.

생식, 혼합유산균, 알칼리 이온수를 꾸준히 섭취하면 해독과 배설이 효율적으로 진행되면서 몸이 청정해지기 시작합니다. 그리고 생명 시나리오가 복원되면서 몸의 자연 치유력이 발동됩니다. 디톡스를 건강의 기초라고 부르는 이유는 바로 이 때문입니다. 디톡스가 제대로 되어야 몸의 독소 정화 능력이 정상적으로 작동하고 섭취한 영양소를 잘 흡수할 수 있습니다.

디톡스는 건강한 다이어트의 시작입니다. 디톡스를 잘 마치고 나면 신진대사가 원활해지면서 다이어트 효과가 나타납니다. 그런 의미에서 생식은 가장 확실한 디톡스 솔루션이자 다이어트 솔루션입니다.

디톡스 생활 수칙

생식, 혼합유산균, 알칼리 이온수로 디톡스를 할 때는 기간을 정해 놓고 집중해서 진행해야 합니다. 디톡스 기간 중 생활 수칙은 다음과 같이 정하면 됩니다.

1. 디톡스 집중 기간인 2주 정도는 아침 식사와 저녁 식사로 생식을 먹는다. 생식에 풍부한 피토케미컬은 디톡스를 위한 필수 성분이므

로 규칙적으로 먹어야 한다. 집중 기간이 끝나면 아침이나 저녁에 한 끼 정도를 생식으로 먹으면 좋다.

2. 물을 충분히 섭취한다. 디톡스 기간 중에는 1일 10컵을 권장한다. 특히 알칼리 이온수는 흡수가 빠르므로 디톡스 효과를 높여 준다.

3. 출출할 때 토마토나 생채소를 섭취하되, 과일은 하루 2~3회 간식으로 소량씩 먹는다. 예를 들어 사과 1/3개, 귤 1개, 감 1/2개 등이다.

4. 매일 30분~1시간의 유산소운동과 10분간의 근육운동을 하고 충분히 잔다. 특히 수면 시간을 규칙적으로 지키면 많은 도움이 된다.

5. 긍정적인 마음가짐을 갖고 스트레스는 피한다. 웃음 요법, 대화 요법, 감사 요법, 명상을 통해 정신 건강을 관리한다.

질병 예방식이면서 자연 치유식입니다

-식품과 약품의 동거 시대

이미 수많은 연구 논문과 자료에서 생식이 질병을 예방하고 치료한다는 사실이 입증되었습니다. 생식에 들어 있는 피토케미컬인 카로티노이드(당근), 이소플라본(콩), 사포닌(인삼), 라이코펜(토마토) 등이 재생 효과와 정상화 작용을 합니다. 이 두 가지가 바로 질병을 예방하고 치료하는 기능입니다.

그러나 주변의 많은 의사들에게 "음식으로 병을 고칠 수 있다"라고 말하면, 그 내용은 들어 보려고 하지도 않고 일단 거부 반응부터 보입니다. '병은 수술을 하거나 약으로 고쳐야 한다'고 생각하는 것입니다. 그래서 제가 생식을 설명하고 한 번 섭취해 보라고 권하면 마치 미개인 바라보듯 합니다. 자신들의 건강은 스스로 챙기겠다는 뜻이죠. 이처럼 지금도 여전히 일반 의학과 통합 의학은 거리가 있습니다.

일선의 의사들이 정말 생식의 효능을 모를까요? 절대 그렇지는 않습니다. 건강에 대한 지식이 가장 많고 관심도 많은 사람들이 생식의 효능을 모를 리 없습니다. 단지, 자신이 배운 대로 치료하고 환자를 인도하고 있을 뿐입니다. 그게 의사들이 해야 하는 일인 것도 맞습니다.

문제는 보통 사람들이 건강에 대해 가장 많이 이야기를 나누는 상대가 의사라는 데 있습니다. 아프면 일단 병원에 가는 게 순서로 돼 있고, 의사의 말을 일방적으로 듣다 보니 사고까지 그들과 비슷해집니다. 병은 무조건 약으로 치료해야 한다고 굳게 믿고 있습니다. 이게 다른 많은 가능성을 닫아 놓는 계기가 됩니다.

일반적으로 병원에서 하는 치료는 결과를 사라지게 하는 일이지 원인을 찾아서 치료하는 수준에는 이르지 못하고 있습니다. 그러나 병에서 완전히 나으려면 원인을 제거해야 합니다. 현대인이 앓고 있는 질병 중에는 잘못된 음식이나 식습관에서 비롯된 게 많고, 식습관만 잘 들여도 치료 가능한 질병도 많습니다. 그런데 모든 병을 약으로만 치료하려고 하니 참 답답합니다.

병원이나 약에 익숙한 현대인은 우선 화학 성분으로 만들어진 약을 신뢰합니다. 화학 성분이 병을 고친다고 믿는 것은 건강을 너무 쉽게 생각하는 것입니다. 알약 몇 알로 건강을 지킬 있다고 믿는 것이나 다름없기 때문입니다. 실제로 그렇게 치료할 수 있는 병은 거의 없다고 봐도 무방합니다.

화학 성분으로 된 약은 부작용도 뒤따릅니다. 중독성이 있습니다. 한 번 먹기 시작하면, 적어도 수 년, 많게는 평생 약을 달고 살아야 합니다. 한 번 고혈압 진단을 받으면 평생 약을 먹는 경우가 대부분이고, 당뇨병 환자나 심장병 환자도 마지막까지 약에서 손을 떼지 못하는 식입니다. 이렇게 중독 수준에 이르는 까닭은 화학 성분 약이 '치료(Cure)보다 조절(Control)' 기능을 하도록 만들어졌기 때문입니다.

내성도 생깁니다. 약은 먹을수록 체내에 내성이 생겨서 약의 강도를 점점 높일 수밖에 없습니다. 이런 것은 치료가 아니라 '잠시 편안하게' 만들어 주는 것일 뿐입니다. 약에 대한 내성이 생기고 약의 강도가 높아질수록 몸은 점점 더 약해집니다.

물론 항생제나 감기약처럼 병을 완치시키는 것처럼 보이는 약
도 있습니다. 그러나 이 경우도 화학 성분 약은 치료에 도움을 주
었을 뿐이고, 몸이 본래 가지고 있는 치유력으로 회복된 것으로
보는 게 맞습니다. 기침약은 기관지를 확장시켜 주었을 뿐이고,
콧물감기약은 몸속 분비 체계를 억제하는 데 도움을 주었을 뿐입
니다.

의학이 참으로 많이 발전했다고 하지만, 여전히 감기의 원인인
바이러스를 죽이는 약은 없습니다. 바이러스를 물리쳐야 하는 것
은 우리 몸의 면역 체계입니다. 결국 우리 몸을 강하게 만드는 것
이 가장 현명한 건강관리 방법인 셈입니다.

화학 성분 약은 한계를 가지고 있지만 자연에서 그대로 가져온
생식은 한계가 없습니다. 자연 그대로의 곡식, 야채, 과일에는 엄
청난 양의 피토케미컬이라는 영양소가 들어 있습니다. 피토케미
컬은 암과 성인병을 포함한 모든 질병을 예방하고 치료하는 물질
입니다. 화학물질이 아닌 천연 약제이니 부작용도 전혀 없습니다.

피토케미컬의 효능은 수십 년 동안 영양학, 의학, 약학 등 현대
과학에서 수없이 많이 입증되었고, 무수한 논문이 이를 증명하고
있습니다. '좋은 음식이 병을 고칠 수 있다'는 말은 틀리지 않습니

다. 그래서 저는 기회가 있을 때마다 생식은 예방식이며 치료식이
라고 말합니다.

이제 식품과 약품을 구별하는 시대는 지났습니다. 질병을 이길
수 있는 생식으로 건강을 지키세요.

유전자 푸드면서
셀 푸드입니다
─최적의 항산화 방어 시스템

생식은 유전자를 회복시켜 주고 돌연변이를 막아 줍니다. 암은 정상 세포가 유전자 변이를 일으켜 발생합니다. 돌연변이를 막아 주는 생식은 암 예방 효과가 탁월합니다. 생식은 또 몸의 말단 조직인 세포에도 영향을 공급해 주는 셀 푸드입니다. 세포가 건강하면 몸이 건강합니다.

나이가 들고 몸이 늙어 가는 것은 누구도 피할 수 없습니다. 하지만 그 속도는 조절할 수 있습니다.

우리가 생명을 유지하기 위해 에너지를 얻는 과정은 장작이 타는 과정과 유사합니다. 포도당 같은 영양소가 산소와 결합하여 에너지가 발생하는 것입니다. 그러다 보니 몸속에서도 불완전 연소 현상이 일어납니다. 산소가 타다 마는 것입니다. 이를 활성산소(유해산소)라 부릅니다.

활성산소는 주변에 있는 어떤 성분에도 즉각적으로 반응할 정도로 예민합니다. 효소와 반응하면 효소의 활성이 사라져 체내 신진대사가 저하됩니다. 지방과 반응하면 지방이 산패되어 독성 물질로 변합니다. 유전자와 결합하면 유전자 변이가 일어나 암세포가 되기도 합니다. 이밖에도 당뇨, 류머티즘 관절염, 알츠하이머성 치매, 폐 질환과 천식, 백내장과 황반변성, 동맥경화, 심장 질환, 뇌혈관 질환을 유발하고 바이러스성 질환을 악화시킵니다.

인체에서 발병되는 대부분의 질환이 활성산소와 연결되어 있습니다. 인체 내에서 불완전한 형태로 존재하는 활성산소는 매우 위험한 독성 물질인 셈이죠. 그래서 활성산소 생성을 막는 게 온갖 질병을 예방하는 데 중요한 관건이 됩니다.

산소는 주로 에너지 대사 과정에 많이 사용됩니다. 에너지 대사가 빨라지면 활성산소 발생량도 증가할 수밖에 없습니다. 그래서 자꾸 과식을 위험하다고 말하는 것입니다. 비만인 사람은 마른 사람에 비해 섭취하는 영양소가 많습니다. 섭취하는 에너지가 많으면 그 만큼 대사가 빠르게 진행되고 활성산소 발생량도 클 수밖에 없습니다.

활성산소가 많다는 것은 각종 질병에 걸릴 확률이 높다는 이야기도 되지만, 기본적으로 정상 세포를 무기력하게 하거나 파괴하는 역할을 하기 때문에 노화가 빨리 찾아온다는 이야기도 됩니다. 더 나아가 일찍 늙는다는 것은 퇴행성 질환이 빨리 찾아온다는 말과 다르지 않습니다. 그러니 '과식하면 일찍 죽고 소식하면 장수한다'는 말도 틀린 표현이 아닙니다.

우리 몸은 활성산소로부터 신체를 보호하는 방어 시스템을 갖추고 있습니다. 바로 항산화 방어 시스템입니다. 그리고 여기서 중심 역할을 하는 물질을 보통 항산화제라고 부릅니다.

항산화제는 신체에서 만들어지는 내인성 항산화제와 외부에서 공급해야 하는 외인성 항산화제가 있습니다. 외인성 항산화제는 주로 음식으로 섭취하는 비타민 A, C, E와 식물성 영양소인 폴리페놀, 플라보노이드 같은 저분자 물질들, 즉 피토케미컬을 말합니다. 이중 비타민류는 내인성 항산화제와 어울려 상승작용을 일으키기도 하고, 피토케미컬은 내인성 항산화제보다 훨씬 높은 활성을 나타내기도 합니다. 따라서 외인성 항산화제를 보충해 주면 체내 항산화 방어 시스템이 가동되는 데 큰 도움이 됩니다.

외인성 항산화제는 비타민을 제외하면 대부분 피토케미컬입니다. 체내 면역력을 높이는 데 큰 역할을 하는 피토케미컬이 활성산소를 막는 데도 결정적인 역할을 합니다. 그래서 자꾸 피토케미컬을 이야기하게 됩니다.

생식에는 피토케미컬이 자연 상태 그대로 풍부하게 함유되어 있습니다. 1일 1생식이면 활성산소가 만들어 내는 각종 질병을 예방하고 노화까지 방지하는 효과를 거둘 수 있습니다.

아카데미식이면서 뷰티식입니다
— 미량영양소가 머리에서 발끝까지

시중에는 머리를 많이 쓰는 수험생이나 청소년을 위한 식품이 많이 나와 있습니다. 부모 입장에서는 책과 늘 씨름하고 있는 아이가 안쓰러워서 머리를 조금이라도 가볍게 해 주는 제품을 구입하곤 합니다. 그러나 그런 제품이 얼마나 효과가 있는지는 알기가 어렵습니다. 그래도 '조금이라도 도움이 되겠지' 하는 생각으로 제품을 구입합니다.

사실 뇌 건강을 위한 식품으로 생식만 한 것도 없습니다. 생식은 뇌에 영양 공급을 활발하게 해 줍니다. 그래서 생식을 먹으면 공부가 잘 됩니다. 에너지 소모가 많은 어린아이들에게는 간식으로 먹이면 됩니다. 두뇌에 영양을 공급하는 일은 총체적으로 접근해야 합니다. 생식은 두뇌를 건강하게 만드는 데 탁월한 효과를 발휘합니다.

세상에는 아이들 뇌 건강을 해치는 음식이 너무 많습니다. 특히 인공식품이나 인스턴트식품은 뇌 건강에 매우 안 좋습니다. 이런 음식을 즐겨 먹는 아이들은 대체로 몸이 허약하고, 주위가 산만하고, 공격적인 성격을 가진 경우가 많습니다. 뇌 세포에 안 좋은 물질이 전달되어 일어나는 현상입니다. 그래서 아이들 성격이 예전에 비해 많이 변했다는 판단이 들면, 다른 무엇보다도 먼저 식단을 점검해 보는 게 좋습니다.

아이들에게 생식을 권해 보세요. 성격과 행동 모두 차분하게 변합니다. 정신이 맑아져서 학습 집중도가 높아집니다. 물론 아이들 입맛을 바꾸는 일은 쉽지 않습니다. 어쩌면 어른 입맛을 바꾸는 일보다 어려울지 모릅니다. 인스턴트식품에 길들여진 아이라면 특히 그렇습니다. 이런 아이에게는 생식을 두유나 요구르트에 타서 먹이면 효과를 볼 수 있습니다.

생식은 좋은 영양소를 전달해 주기도 하지만, 입맛과 체질을 변화시키는 역할도 합니다. 처음에는 힘들더라도 몇 개월만 생식을 먹으면 인스턴트식품이 입에 맞지 않는다는 것을 본능적으로 느끼게 됩니다. 사람은 본래 자연의 음식에 맞도록 태어났기 때문입니다.

생식을 열심히 먹으면 주변으로부터 제일 많이 듣는 소리가 "피부가 참 좋아졌네요. 마사지라도 받으세요?"입니다. 적지 않은 나이에 그런 소리를 듣는 게 쑥스럽기도 하지만, 기분은 좋습니다. 생식을 먹으면 예뻐지는 것은 다 이유가 있습니다.

생식은 소화기관뿐만 아니라 피부도 깨끗하게 만들어 줍니다. 몸속 노폐물을 밖으로 내보내 몸 전체가 깨끗해지고 미량영양소가 피부 세포에 흡수되기 때문입니다. 그래서 생식은 스킨 푸드, 즉 먹는 화장품이기도 합니다.

피부 미용 분야에서 대중적으로 먼저 사용하긴 했지만, 사실 항노화(Anti-aging)라는 것도 피부 건강을 기본으로 합니다. 피부가 건강하기 위해서는 몸속이 건강해야 합니다. 몸속 변화는 피부에 고스란히 드러나기 마련이고, 몸속에 먼저 영양이 제대로 전달되어야 피부에도 영양이 전달될 수 있습니다.

생식은 최고의 피부 영양제입니다. 탁월한 디톡스 효과가 미용 효과를 상승시킵니다. 자연 건강 미인을 만들어 줍니다. 그래서 생식을 먹는 사람은 아름답습니다.

아름답고 싶다면 좋은 화장품을 찾기 전에 생식을 찾으세요. 누구라도 화장 효과를 몇 배는 더 높일 수 있을 것입니다.

효도식이면서
성장식입니다
—균형 잡힌 영양, 균형 잡힌 성장

치매가 갈수록 늘어나고 있습니다. 잘못된 식습관이 원인입니다. 치매의 원인은 활성산소입니다. 우리의 식단이 다량의 활성산소를 양산합니다. 치매는 치료가 아니라 예방이 중요합니다. 육류나 가공식품에 다량으로 들어 있는 아밀로이드 베타단백질이 신경세포에 침착되면 다량의 활성산소가 발생합니다. 생식은 아밀로이드 베타단백질을 제거하는 데 탁월한 효과가 있습니다. 그래서 생식이 치매 예방식입니다.

키는 근본적으로 유전의 영향을 많이 받는 게 사실이지만 식생활이나 생활 습관의 영향도 무시할 수 없습니다. 식단의 서구화와 함께 우리나라 평균 신장이 크게 개선된 것만 봐도 식습관이 성장에 얼마나 많은 영향을 끼치는지 미루어 짐작할 수 있습니다.

선천적인 요인을 배제한다면, 후천적으로 키를 크게 하기 위해서는 충분한 열량과 과학적인 영양소 섭취가 중요하다고 볼 수 있습니다. 특히 어려서부터 성인이 될 때까지 성장판 활동을 촉진하는 성분을 섭취하면서 각 성장 단계에 맞춰 몸을 균형 있게 발달시키는 생활 습관을 갖는다면 기대했던 것보다 훨씬 많이 성장할 수 있습니다.

이때 기억해야 할 것은 폭발적으로 성장하는 시기가 정해져 있으므로 성장을 돕는 먹을거리도 그 시기에 집중적으로 섭취해야 한다는 점입니다. 보통 사람은 만 9~13세에 집중적으로 성장하는 것으로 알려져 있습니다.

성장판을 촉진하는 인자는 여러 가지가 있습니다. 그중에 성장 호르몬 분비를 촉진하고 뼈를 단단하게 하는 호르몬인 IGF-1이 최근 들어 가장 주목받고 있습니다. 이 호르몬은 식품으로 섭취할 수 있는 성분이 아니며, 혹시 섭취할 수 있다 하더라도 소화기관에서 분해될 가능성이 높아서 어떤 방법으로든 직접 섭취하는 것은 거의 불가능합니다. 대신 IGF-1의 분비를 촉진하는 음식을 통해 간접 섭취할 수 있습니다. 그 음식이 바로 생식입니다.

2007년 〈한국식품영양과학회지〉에 게재된 '장기간 생식 섭취가 성장기 흰쥐의 성장, 골밀도 및 혈중 IGF-1의 농도에 미치는 영향'이라는 논문은 생식이 IGF-1의 분비를 유도하여 성장을 촉진하는 효과가 있다는 사실을 밝혀냈습니다. 특히 주목할 만한 점은 성장기가 끝나가는 그룹의 경우 IGF-1의 혈중 농도가 감소하는데, 생식을 섭취한 그룹에서는 섭취 12주가 경과된 시점에서도 IGF-1의 혈중 농도가 비교적 높게 유지되었다는 사실입니다.

실제로 실험 기간 동안 생식을 섭취한 그룹 모두에서 대퇴부 뼈의 길이가 길어진 것이 관찰되었습니다. 뼈의 길이가 길어졌다는 것은 그 자체로 키가 더 커질 가능성이 있다는 뜻이며, 곧 생식 섭취만으로도 성장을 촉진할 수 있다는 말입니다.

더 중요한 것은 성장은 단순히 키가 크는 것만을 의미하지 않는다는 사실입니다. 체격에 걸맞은 체력이 반드시 뒷받침되어야 합니다. 명지대학교 체육학과 운동선수들을 두 그룹으로 나누어 진행한 연구에서는 순발력, 지구력, 유연성을 테스트한 결과 두 달 동안 간식으로 생식을 섭취한 그룹에서 지구력이 향상되는 변화가 나타나 생식이 체력을 증진하는 데 도움이 된다는 점을 밝혀 냈습니다. 생식을 먹으면 건강하게 이상적으로 성장할 수 있다는 이야기입니다.

보통 성장을 이야기하면 칼슘을 생각하기 쉽습니다. 물론 칼슘이 아이들 성장에 좋은 영향을 끼치는 것은 사실입니다. 그러나 성장에 작용하는 영양소로 칼슘만 있는 것은 아닙니다. 칼슘을 비롯해 다양한 영양소가 필요합니다. 특히 성장기에는 성장을 돕는 영양소를 집중적으로 섭취해야 합니다. 그런 의미에서 보자면, 다양한 영양소를 자연 상태 그대로 가지고 있는 생식이 아이들의 균형적인 성장에 많은 도움이 된다고 할 수 있습니다.

1일 1생식은 어른만을 위한 구호가 아닙니다. 균형 잡힌 성장을 해야 하는 모든 아이들에게 1일 1생식을 권합니다.

대용식이면서
간식입니다
─속이 편안해지는 자연식

우리나라 사람에게는 밥 한 공기 뚝딱 먹어야 끼니가 해결되었다고 느끼는 정서가 있습니다. 그러다 보니 생식 한 봉지는 한 끼 식사로 다소 부족해 보이는 게 사실입니다. 어쩌면 간식거리도 안 되어 보입니다.

실제로 한 봉지 먹어서는 간에 기별도 가지 않습니다. 특히 식습관을 비롯해 평소 건강관리를 잘하는 사람은 생식을 먹어도 별반 달라지는 게 없는 것처럼 느껴질 수 있습니다. 실제로 주변에는 '효과를 잘 모르겠다'고 말하는 사람들도 없지 않습니다.

그러나 놀랍게도 생식을 일정 기간 꾸준히 섭취한 사람은 점점 생식 상용자로 바뀌어 갔습니다. 식습관을 바꾼다는 게 참 쉽지 않은 일인데, 그런 모습을 보고 많이 놀랐습니다. 그건 생식이 충분히 대용식이 될 수 있다는 의미이기도 합니다.

사실 저도 생식을 개발하기 전까지는 밥과 국으로 아침 식사를 해야만 체력이 유지된다는 생각으로 살았습니다. 아침 식사를 거른 날은 배가 고파서 오전 시간이 꽤나 괴로웠습니다. 그런데 본격적으로 아침 식사를 생식으로 먹은 지 두 달 만에 밥을 먹지 않고도 전혀 문제없이 오전 시간을 보낼 수 있게 되었습니다. 뿐만 아니라 평소 속이 더부룩하던 증세와 자주 나오던 트림도 사라졌으며, 몸은 훨씬 가벼워졌습니다. 생식은 매우 훌륭한 대용식이 되었습니다.

생식은 최고의 간식이기도 합니다. 보통 간식이라고 하면 점심과 저녁 사이 허기를 채우기 위해 먹는 음식으로 생각합니다. 이것도 틀린 말은 아닙니다. 왜냐하면 점심 식사 시간과 저녁 식사 시간이 꽤나 많이 떨어져 있기 때문입니다.

그러나 엄밀히 말해서 간식은 단순히 배를 채우는 수준이 되어서는 안 됩니다. 하루 식단에서 혹시 부족할 수 있는 영양소를 채워 주는 식사여야 합니다. 우리는 하루 세 끼씩 열심히 먹고 있지만, 실제로는 부족한 영양소가 계속 부족한 상태로 식사하기 일쑤입니다. 대체로 영양과 칼로리를 따지면서 식사할 수 있는 환경이 아니기 때문입니다.

생식에는 사람 몸에 필요한 영양소가 모두 들어 있습니다. 단백질이나 탄수화물 같은 필수영양소는 물론이고, 우리가 늘 부족하다고 말하는 미네랄, 비타민, 피토케미컬 등이 충분히 들어 있습니다. 간식으로 생식을 먹으면 비만 걱정 없이 부족한 영양소까지 채울 수 있는 최고의 선택을 하는 셈입니다.

생식은 자연 의학 원리를 담은 식품입니다. 저는 생식을 신이 내린 최고의 천연 건강식품이라고 말합니다. 우리가 흔히 자연식이라 일컫는 현미밥이나 오곡밥도 생식에 미치지 못합니다. 조리할 때 영양분이 대부분 날아가기 때문입니다. 생식은 현미밥이나 오곡밥보다 영양 효율이 5~6배나 높습니다. 그래서 생식은 적은 양을 섭취해도 건강을 유지할 수 있는 훌륭한 식사입니다.

생식을 대용식으로 하려면 아침이 좋습니다. 잠에서 깬지 얼마 되지 않은 아침 시간에는 아무래도 소화 능력이 떨어져 있습니다. 과도한 식사는 몸을 무겁게 만들 수 있습니다. 생식은 몸이 흡수할 수 있는 가장 좋은 형태로 만들어져 있습니다. 생식 한 봉지면 몸에 무리를 주지 않는 아침 식사로 충분합니다.

간식으로는 오후 시간이 좋지만, 밤에 야식으로도 좋습니다. 저는 저녁은 점심의 절반 정도만 먹고 밤에 출출해지면 생식을 한 번 더 먹습니다. 생식은 다른 야식과 달리 밤에 먹어도 몸에 무리가 없습니다. 늦은 밤 야식의 유혹을 떨쳐 버릴 수 있는 훌륭한 친구가 될 수 있습니다.

우리가 야식이라고 부르는, 저녁 이후 먹는 식사는 사람에게 독이나 마찬가지입니다. 소화가 덜 된 상태로 잠이 들면 음식물은 몸속에서 부패합니다. 소화기관은 멈추어 있고, 섭씨 30도가 넘는 몸속 온도는 음식을 상하게 하기에 충분합니다. 이런 상태에서는 활성산소 발생이 늘어날 수밖에 없습니다. 그래서 무엇을 먹든 잠들기 전에는 완전히 소화를 끝내야 합니다. 이것이 소화가 빠른 생식이 야식의 훌륭한 대용식이 될 수밖에 없는 이유입니다.

영양 밥상이면서
면역 밥상입니다
─ 병과 싸워 이기는 힘

생식에는 사람에게 필요한 모든 영양소가 들어 있습니다. 생식을 먹으면 영양소가 결핍될 일이 없습니다. 그러면 건강할 수 있습니다.

건강의 기초는 면역력입니다. 면역력이 올라가면 건강하고 면역력이 떨어지면 쉽게 질병에 걸립니다. 노인들이 사망하는 직접적인 원인도 바로 면역력이 떨어진 상태에서 오는 감염인 경우가 가장 많습니다. 요컨대, 면역력을 키우는 일은 건강을 지키는 가장 효과적인 방법인 셈입니다.

면역력은 외부 물질의 공격에 대항하는 우리 몸의 힘을 말합니다. 면역력이 강하면 웬만한 질병은 간단히 극복할 수 있지만, 그 반대라면 별스럽지 않은 세균의 침투에도 앓아누워야 하는 상황이 벌어집니다. 즉, 건강한 생활을 하기 위해서는 면역력 강화를 염두에 두는 생활 습관이 필요합니다. 그렇다면 면역력은 어떻게 강화시킬 수 있을까요?

바이러스나 세균 같은 이물질이 침투하면 우리 몸은 이를 물리칠 단백질을 생성합니다. 우리 몸에 침투한 이물질을 항원이라 하고, 이에 대응하기 위해 생성된 단백질을 항체라고 합니다. 우리 몸은 학습에 강합니다. 어떤 항원에 대해 한 번 항체가 만들어지면 그 항원이 재침입하더라도 이를 물리칠 수 있습니다. 싸움을 통해 몸이 강해진다고도 볼 수 있습니다. 우리 몸의 면역반응이란 바로 항원항체반응을 통해 바이러스나 세균을 제거하는 것을 말합니다.

사실이 이렇다면, 항체를 만든 기억이 많을수록 우리 몸은 병균과 바이러스에 강하다고 말할 수도 있습니다. 물론 맞는 말입니다. 그런데 한 가지 반드시 짚고 넘어가야 할 점은 '항체를 스스로 만들었느냐?'와 '외부의 도움을 받았느냐?'를 구분해야 한다는 사실입니다. 항체를 스스로 만들었다는 것은 평소 면역력이 강한 생활 습관을 가지고 있었다는 말이고, 외부의 도움을 받았다는 것은 대부분 백신에 의존했다는 이야기가 됩니다.

이물질에 대항하는 방법으로 백신(Vaccine : 어떤 감염증에 자동적으로 면역하기 위해 인공적으로 만든 항원)을 이용하면 큰 도움이 되는 것은 사실입니다. 그러나 이 세상에 존재하는 모든 바이러스와 병원성 세균에 대항하는 것은 불가능합니다. 병이 유행할 때마다 예방주사를 맞는 것도 현실적으로 불가능합니다. 시간이 갈수록 더 강한 병균이나 바이러스가 발생하고 있고, 전문가들이 아무리 열심히 쫓아가도 백신이 만들어지는 시간은 병이 지구촌을 휩쓴 이후인 경우가 대부분이기 때문입니다.

결국 병에 대응하는 가장 이상적이고 근본적인 방법은 신체 스스로 면역력을 키우는 일입니다. 면역력이 강화되면 이물질이 침입했을 때 체내 '백신 공장'이 신속하고 정확하게 가동되어 신체 저항력을 단숨에 끌어올릴 수 있기 때문입니다. 이처럼 스스로 면역력 강화를 위해 노력하는 것을 두고 전문가들은 보통 '면역 강화'라고 표현합니다.

그렇다면 스스로 면역력을 강화하는 방법으로 어떤 것이 있을까요? 충분한 수면, 규칙적인 생활, 꾸준한 운동 등 몸의 항상성에 좋은 영향을 주는 생활 습관들이 있겠지만, 무엇보다도 건강한 식습관을 갖는 것이 가장 중요합니다.

좋은 식습관은 면역력과 직접적인 관계가 있고, 결과적으로 건강을 평생 책임져 줍니다. 면역 시스템을 가동시키는 것도 음식이고, 혈색과 감각, 행동 등에 직접적인 영향을 미치는 것도 음식입니다. 특히 유익한 영양 성분을 얻을수록 질병에 저항하는 몸의 면역 체계가 강력해집니다. 따라서 건강을 챙기려면 무엇보다 먼저 면역 강화 식단을 실천해야 합니다.

식단 건강에 대한 연구가 가장 활발하게 진행되고 있는 나라는 미국입니다. 특히 주로 부유층이 거주하는 지역의 특별한 레스토랑에서 슈퍼 푸드 혹은 파워 푸드라고 불리는 면역 강화 음식을 따로 만들어서 판매하고 있습니다. 비타민과 노화 방지 성분이 집중적으로 들어 있는 음식입니다. 에어본, 잠바주스 같은 미국의 음료도 면역 강화를 앞세워 등장한 제품들입니다. 그러나 이런 음식과 제품이 실제로 면역력을 얼마나 강화시켜 주었는지 밝혀진 적은 아직까지 없습니다.

반면, 우리가 만든 생식은 이미 여러 채널을 통해 면역력 강화에 효과가 있다는 사실이 입증되었습니다. 대표적으로 2007년 건국대학교 연구팀이 〈한국식품영양과학회지〉에 발표한 '생식이 장관의 면역 조절 능력에 미치는 영향'이라는 연구 보고서가 있습니다. 이 연구 결과를 보면, 생식이 장관 면역계를 정상화시키는 데 '매우 충분한 역할'을 하고 있는 것으로 나타났습니다.

이 연구 결과가 의미 있는 이유는 우리 몸 중에서 소화기관이 인체의 면역력과 관련한 다수의 인자와 밀접하게 연관되어 있기 때문입니다. 즉, 장관의 면역 조절 능력을 보면 신체 전체의 면역 조절 능력을 가늠할 수 있는 것입니다. 건국대학교 연구팀의 실험에서 생식을 섭취한 사람은 장관의 면역 조절 능력이 매우 많이 향상된다는 결과를 얻었습니다. 결국, 생식이 훌륭한 면역 강화식이 될 수 있다는 이야기입니다.

건강은 '신진대사가 무리 없이 진행되어 아무 탈이 없는 상태'를 말합니다. 그런데 간혹 건강을 잘못 이해하는 사람이 있습니다. 건강을 마치 '매우 강한 상태'라고 생각하는 것입니다. 과유불급이라고, 건강 요소도 너무 넘쳐 나면 몸에 좋지 않습니다.

면역력도 마찬가지입니다. 기본적으로 평소에 강한 면역력을 가지고 있는 것은 필요하지만, 면역력이 무작정 높다고 해서 좋은 것은 아닙니다. 보통 현대인은 일상에서 600만 가지 세균과 함께 생활하고 있다고 하는데, 그 모든 세균에 반응을 보인다면 우리 몸은 매우 이상해질 게 분명합니다. 아토피성 피부염, 알레르기 같은 증상은 면역력이 너무 높아서 과잉 반응을 보이는 경우입니다. 류머티즘 관절염, 루푸스 등으로 대표되는 자가면역 질환 역시 면역력이 너무 높아서 자신의 신체를 적으로 인지하고 공격해서 생긴 병들입니다. 결국, 너무 높지도 낮지도 않은 적절한 상태의 면역력을 유지하는 것이 중요합니다.

그래서 생식입니다. 면역력 강화에 좋은 현미, 통밀, 호박, 마늘, 버섯, 다시마 등이 자연 상태로 들어 있는 생식은 면역력을 자연스럽게 상승시켜 줍니다. 하루 한 끼 생식으로 이상적인 면역 상태를 유지하세요. 생식은 그 자체가 면역 밥상입니다.

밸런스식이면서
스태미나식입니다
– 영양실조인 현대인의 에너지식

 "골고루 먹어라!"

어린 시절 부모님께 가장 많이 듣던 말입니다. 이 말을 자주 들었던 이유는 그만큼 실천되지 않았기 때문입니다. 그래도 '골고루 먹어야 한다'고 끊임없이 이야기해 주신 부모님 덕분에 나물, 상추, 생선 등을 입맛에 들여서 지금까지 건강하게 살고 있는지 모르겠습니다.

부모님 세대가 어떻게 해서 '골고루 먹어야 한다'는 메시지를 가슴이 새겼는지는 모르겠습니다. 그런데 그 메시지가 국민 건강을 생각하고 생식을 만들어 낸 저로서는 참으로 훌륭하고 감동적으로 다가옵니다. 어쩌면 그 한 마디가 우리 국민 건강을 살렸을지도 모른다는 생각까지 합니다. 그만큼 골고루 먹는 일은 중요합니다.

저는 강연에서 '현대인은 대부분 영양실조입니다'라는 말을 가장 많이 합니다. 이런 이야기를 꺼내면 다들 고개를 갸우뚱합니다. 비만이 넘쳐나서 전 국민이 다이어트를 하고 있는 마당에 무슨 영양실조 운운하느냐는 뜻입니다. 그러나 분명 대부분의 사람들이 영양실조입니다.

영양실조(營養失調)는 한자 뜻을 그대로 풀어도 '영양이 고르지 않다'는 의미를 담고 있습니다. 현대인이 영양실조라는 말은, 사람이 살아가는 데 필요한 다양한 영양소를 고르게 섭취해야 하는데 그렇지 못해서 몸속에 반드시 있어야 할 영양소가 부족하게 있거나 없다는 의미입니다. 실제로 현대인의 영양 섭취 실태는 건강 측면에서 보자면 매우 불량합니다. 일부 영양소만 불필요하게 많이 섭취하고 있을 뿐입니다.

몇 해 전, '미네랄 닥터'로 잘 알려진 조엘 윌렉(Joel Wallach) 박사가 자신의 저서 《죽은 의사는 거짓말을 하지 않는다(Dead Doctors Don't Lie!)》에서 '현대인의 80퍼센트 이상이 영양 부족으로 사망한다'고 주장해서 학계에 충격을 준 적이 있습니다. 단순 추정이 아니라 동물과 인간의 사망 원인을 분석해서 그와 같은 결론을 내렸고, 그 연구로 노벨 생리의학상 후보에 오르기도 했습니다. 그의 주장은 대략 이렇습니다.

인체가 건강을 유지하기 위해서는 반드시 '음식물을 통해 얻는 90가지 영양소'가 필요한데, 우리는 대부분 필수영양소에만 집착해서 영양 부족 사태를 초래하고 있습니다. 그가 이야기한 90가지 영양소 중 60가지는 미네랄, 16가지는 비타민, 12가지는 필수아미노산, 3가지는 필수지방산입니다. 이 90가지 영양소 중 한 가지라도 결핍되면 10여 가지 질병에 걸립니다. 암, 당뇨, 심장병, 심지어 정신병까지 여기에 포함돼 있습니다. 반면, 이 90가지 영양소를 충분히 섭취하면 900가지 대표 질병 중 800가지 병이 예방되고 치료도 가능합니다.

조엘 박사의 이런 주장은 이미 학계에서는 정설로 통하고 있습니다. 음식을 골고루 먹어야 하는 절박한 이유를 만들어 낸 셈입니다.

한번 스스로 물어 봅시다.

'내가 매일 섭취하는 식단은 과연 영양소를 골고루 갖추고 있을까?'

이에 대한 답은 대부분 '그렇지 않다'일 것입니다. 많이 먹기는 하는 것 같은데 영양이 부족한 상태. 이게 현대인을 병들게 하는 가장 큰 원인입니다. 특히 영양 섭취에 세심한 주의를 기울여야 할 환우들은 더 신경 써야 하는 게 음식입니다.

'골고루 먹기'에 특별한 대안이 없는 상황에서 자연의 천연 영양 성분을 풍부하고 다양하게 함유한 생식이 가장 현실적인 대안이 될 수 있습니다. 우리 몸에 좋은 자연 원료를 그대로 냉동 분해해서 우리의 식탁으로 가져다주기 때문입니다. 생식이 '몸이 아픈 사람들이 먹는 특별식'에서 '건강식', '웰빙 식단'으로 자리 잡아 가는 것도 이런 흐름과 무관하지 않습니다.

생식 안에는 조엘 박사가 강조한 다양한 영양소가 자연 상태 그대로 들어 있습니다. 누구에게나 필요한 음식이 생식입니다.

자연식이면서
우주식입니다
─꼭 생식이어야 하는 이유

인간은 음식을 조리하는 과정에 불을 이용하기 시작하면서 부드럽고 맛 좋은 음식을 즐길 수 있게 되었습니다. 불 덕분에 식재료도 다양해지고 음식 문화도 발전했습니다. 이제는 불 없이 음식을 조리한다는 것을 상상하기도 힘들게 되었습니다.

그런데 불이 반드시 좋은 결과만 가져온 것은 아닙니다. 불의 화력은 생식품이 원래 가지고 있던 각종 비타민, 미네랄, 효소, 엽록소 등을 날려 버렸고, 단백질과 지방질은 화학적 변형을 일으켜 '몸속 독소'로 일컬어지는 활성산소를 키우게 되었습니다. 맛이라는 말초신경은 만족시켰지만 자연의 영양소는 잃어버린 셈입니다. 각종 영양소가 열에 의해 파괴되거나 가공 과정에서 제거된 식단은 결코 건강할 수 없습니다.

'먹는 것이 살이 되고 피가 된다'는 우리 속담이 있습니다. 의학의 아버지 히포크라테스는 '사람의 몸은 먹는 대로 만들어진다'고 말했습니다. 강렬한 태양과 깨끗한 물로 생명을 싹틔우고 왕성한 힘과 에너지가 넘치는 대지에서 자란 곡식은 그 자체가 살아 있는 생명입니다. 자연의 생명을 고스란히 담은 식사여야 자연의 축복을 온전히 경험할 수 있습니다.

생식은 열이나 가공으로 파괴되지 않은 생명의 식사입니다. 좋은 재료를 엄선해 조금도 가공하지 않고 그 어떤 것도 첨가하지 않은 게 생식입니다. 결과적으로, 식품이 지닌 영양소와 생명 물질을 고스란히 간직할 수 있는 가장 현실적인 방법이 바로 생식인 셈입니다.

건강을 유지하는 방법은 언제나 아주 단순합니다. 자연의 생명을 그대로 우리 몸에 옮겨 오면 됩니다. 영양소가 살아 있는 생식을 먹으면 몸도 살아나고, 영양소가 사라진 화식을 먹으면 몸도 사라지게 됩니다.

어떤 의사는 "생식은 익히지 않아 세균이 있을 수 있으므로 환자에게 주는 것은 곤란하다"고 이야기합니다. 정말 어이없는 이야기입니다. 사과를 익혀 먹는 사람은 없습니다. 토마토를 쪄서 먹는 사람도 없습니다. 과일과 채소를 날로 먹는다고 세균을 걱정하는 사람은 없습니다. 그 과일과 채소를 최적의 위생 상태에서 동결 건조해서 자연 상태 그대로 담은 게 바로 생식입니다.

이제 우리는 생식과 화식 중에서 무엇을 선택해야겠습니까? 입맛을 돋우는 화식의 마력에 빠진 사람들은 '불로 익히니' 더 위생적일 거라고 착각합니다. 그러나 건강에 좋은 식사는 생식이지 화식이 아닙니다. 그 어떤 동물도 음식을 익혀 먹지 않습니다. 사실 사람을 제외한 모든 동물은 '날것'을 먹습니다. 사람만 익혀 먹습니다.

음식을 날로 먹는 야생동물은 치과가 필요하지 않습니다. 치아 운동을 열심히 해서 이와 잇몸이 튼튼하고 감미료를 먹지 않아 충치가 생길 틈이 없으니까요. 야생의 동물들에겐 내과도 필요하지 않습니다. 날것 그대로 꼭꼭 씹어 먹기에 소화가 안 될 일이 없기 때문입니다. 제대로 소화를 못 시키는 동물은 사람밖에 없습니다.

자연이 주는 건강한 선물은 잊은 채 도시 한복판에서 건강을 이야기하는 것 자체가 난센스입니다. 자연 그대로를 즐기는 것이 생식의 묘미입니다. 물론 자연에는 독성이 있어서 먹지 말아야 하는 것도 있고 반드시 익혀서 먹어야 하는 것도 있습니다. 그런 식물은 주의하면 됩니다.

사람은 자연에서 왔습니다. 그래서 몸에 큰 위기가 왔을 때 자연을 먼저 떠올립니다. 자연으로 돌아가야 치유된다고 생각하는 것입니다. 자연에서 온 생식이 사람의 몸에 가장 잘 어울리는 것은 당연합니다. 자연에 다가가세요. 건강이 찾아옵니다.

자연식인 생식은 우주식이기도 합니다. 우주식은 말 그대로 우주에서 먹는 음식입니다. 한정된 공간이자 무중력 상태인 로켓 안에서 식사를 하려면 영양이 충분하고 위생적이어야 합니다. 음식물이 공중에 흩날려서도 안 되고 배설물도 가능한 한 적어야 합니다.

미국항공우주국(NASA)에서는 냉동 건조 식품이 우주식에 가장 적합하다고 판단하고 이를 가벼우면서도 취급하기 쉽게 만들고 있습니다. 이런 우주식에 가장 잘 어울리는 게 바로 생식을 바(bar) 형태로 만든 '생식바'입니다.

생식바는 생식의 영양을 그대로 간직하고 있으면서도 가루 형
태가 아니어서 우주 공간을 비롯해 어디에서나 간편하게 먹을
수 있습니다. 미래에 가장 잘 어울리는 영양식이 바로 생식바입
니다.

식사이면서
보약입니다
─영양, 흡수, 활용의 3박자 식사

"현대인은 과거에 비해 뚱뚱합니다. 그 이유는 과거에 비해 (   ) 음식을 많이 먹기 때문입니다. 무조건 많이 먹어서 살이 찌는 게 아니라, (   ) 음식을 많이 먹기 때문에 살이 찌는 것입니다."

여기서 (   ) 안에 들어갈 말은 무엇일까요? 바로 '살이 찌는' 입니다. 채소를 많이 먹는다고 살이 찔 리가 없습니다. 칼로리 높은 음식을 먹다 보니 살이 찌는 것입니다. 당연한 말 같지만 현실에서 우리가 늘 잊고 있는 사실입니다.

물론 칼로리 높은 음식을 먹었더라도 그만큼 건강을 도와주는 영양소도 많이 섭취한다면 특별히 문제될 것은 없습니다. 그러나 칼로리 높은 음식을 선호하는 사람은 면역력과 신진대사를 키워주는 효소, 엽록소, 식이섬유, 비타민, 미네랄이 많이 들어 있는 음식은 피하는 경향이 있습니다. 물론 일부러 그러는 것은 아닙니다. 육류 등 칼로리 높은 음식에 길들여지고 나면 다른 음식은 입맛에 맞지 않습니다. 그렇게 길들여진 것입니다.

우리 몸은 우리가 먹는 대로 만들어집니다. 건강하고 싶다면 건강한 식품을 먹어야 합니다. 몸에 질병이 있다면 건강하지 못한 식사를 했을 가능성이 높습니다.

현대인은 과거에 비해 식사량 자체가 많아졌을 뿐 아니라 고단백질, 고지방질, 고영양가 식품을 주로 섭취합니다. 이런 음식이 꼭 나쁜 것은 아닙니다. 영양 상태가 좋아지면 우리 몸에 에너지를 충분히 공급하여 건강의 질을 높일 수 있기 때문입니다.

문제는 지나칠 때 나타납니다. 우리가 먹은 음식은 우리 몸의 대사 체계에 의해 적절하게 분해되어 사용되거나 저장됩니다. 그런데 대사 체계가 처리할 수 있는 한계를 넘어 영양이 공급되면 몸 전체에 악영향을 줍니다. 당 대사에 이상이 생기면 당뇨가 발생하고, 지방 대사에 이상이 생기면 고지혈증과 고콜레스테롤혈증이 발생하며, 단백질 대사에 이상이 생기면 고케톤뇨증이 발생합니다. 전에는 이 질환들을 별개로 여겼으나 최근에는 모두 원인이 같다고 해서 대사증후군(Metabolic Syndrome)이라고 아울러 부르고 있습니다.

우리나라 성인 4명 가운데 1명 이상이 대사증후군으로 고생하고 있다고 합니다. 이는 '비만의 나라'라고 일컬어지는 미국과 견주어도 나을 게 없을 정도로 아주 심각한 수준입니다. 보통 복부 비만, 고지혈증, 고혈압, 당뇨병 가운데 1개의 질환을 가진 사람이 심장병에 걸릴 확률은 정상인에 비해 약 5.1배 이상, 3개 이상의 질환을 가진 사람은 31.3배 높다고 합니다. 상황이 이런데도 중년 남성 중에는 대사증후군을 안고 살아가는 사람이 매우 많습니다.

대사증후군이 생명을 위협하는 치명적인 질병인 것은 통계에서도 드러납니다. 실제로 혈관계 질환, 당뇨, 고혈압 등 대사증후군으로 인한 사망자 수가 암으로 인한 사망자 수를 넘어선 지는 이미 오래 전 일입니다.

이처럼 대사증후군이 악화되면 몸에 심각한 타격을 준다는 사실은 많이 알려져 있지만, 지금도 여전히 확실한 치료법은 없습니다. 당뇨라고 하면 음식을 조절하여 당 수치를 관리하는 식으로 각 증상에 따라 대응하는 방법만 있을 뿐입니다.

대사증후군의 결과로 여겨지는 비만, 당뇨, 고지혈증은 대부분 우리가 먹는 식단에 원인이 있습니다. 그래서 건강한 식사를 하면 예방할 수 있다는 점에서 희망을 가져 봅니다. 대사증후군을 막는 방법은 건강한 식사밖에 없습니다. 특히 생식은 이들 질환을 예방하고 개선하는 데 최적의 식사입니다.

현대인의 식단 중에서는 오로지 생식만이 모든 영양소를 고스란히 보장해 줄 수 있습니다. 생식은 현대인이 일상에서 구하기 힘든 곡식과 채소를, 원료의 가감 없어, 자연 상태 그대로, 순식간에 동결 건조해 만듭니다. 맛은 몰라도 영양소는 그대로 보존하고 있고, 또 몸에 가장 흡수하기 좋은 미세한 가루 상태로 만들어지기 때문에 흡수율이 좋으며, 당연히 에너지 활용도도 높습니다. 영양, 흡수, 활용, 이 세 가지 요구를 모두 충족하고 있기 때문에 생식을 과학이라고 말할 수 있습니다.

생식은 식사이면서 보약입니다. 밥이면서 반찬입니다.

뿌리식이면서
열매식입니다
—식물 전체를 먹는 통음식

생식의 재료는 어육류를 배제한 곡류와 채소를 기본으로 합니다. 그리고 가급적 뿌리, 줄기, 잎과 열매를 다 포함하는 전체 식품을 사용합니다. 식물의 부위에 따라 간직하고 있는 영양소가 다르기 때문입니다.

곡류는 당연히 도정하지 않은 통곡류가 사람 몸에 좋습니다. 우리가 도정 과정에서 버리는 곡식의 껍질과 씨눈에 사람 몸에 좋은 영양소가 많이 들어 있기 때문입니다.

현재까지 공식적으로 밝혀진 영양소는 당질, 단백질, 지방, 20여 종의 비타민, 16여 종의 미네랄 등 총 40가지입니다. 그러나 아직 분류되지 않았거나 밝혀지지 않았지만 우리 몸에 필요한 영양소는 그보다 더 많습니다. 그 모든 영양소를 섭취하려면 적어도 하루 30가지 이상의 식품을 섭취해야 합니다. 그래서 식재료를 먹을 때는 전체를 먹어야 합니다.

전체 식품을 먹는다는 것은 식품의 모든 부분을 먹는다는 것을 뜻합니다. 뿌리, 잎, 줄기, 열매까지 다 먹는 것입니다. 물론 일상에서 전체 음식을 먹기는 쉽지 않습니다. 과일이든 채소이든 재료를 다듬을 때 껍질을 벗기는 것부터 시작하기 때문입니다. 사실 제일 아까운 부위가 껍질인데 말입니다.

모든 식재료는 껍질까지 먹어야 합니다. 껍질에는 섬유질이 참 많이 들어 있습니다. 그 섬유질이 장을 청소하고 노폐물과 독소를 몸 밖으로 배출시킵니다. 또 껍질째 먹으면 많이 씹게 되는데, 이때 침 속에 소화효소가 적절하게 분비되어 소화를 돕고 뇌를 자극하여 두뇌 활동이 활발해집니다. 식재료를 다듬을 때 버려지는 껍질을 보면 그렇게 아까울 수가 없습니다.

생식에는 평소 버려지기 마련인 영양소가 고스란히 간직되어 있습니다. 생식이 우리 몸에 좋은 이유, 생식을 먹어야 하는 가장 중요한 이유도 바로 여기에 있습니다.

생식이 자연의 생명이 살아 있는 식사가 되는 첫 번째 비밀은 바로 씨눈을 간직하고 있다는 점입니다. 씨눈은 생명을 돋아나게 하는 곳입니다. 우리가 주식으로 삼고 있는 쌀만 해도 그렇습니다. 쌀 전체의 비타민과 미네랄의 66퍼센트가 바로 씨눈에 있습니다. 쌀겨에는 29퍼센트가 있습니다. 우리가 먹고 있는 흰 쌀밥에는 단지 5퍼센트만 있을 뿐입니다. 어찌 보면 먹어야 할 것은 버리고 먹지 말아야 할 것만 골라 먹는 꼴입니다.

엽록소도 마찬가지입니다. 식물에 들어 있는 엽록소는 혈액을 깨끗하게 만들고, 손상된 세포를 재생시키고, 암세포나 바이러스 발생을 억제시키고, 해독 작용과 항알레르기 작용까지 합니다. 그런데 대체로 우리는 엽록소가 많이 들어 있는 잎과 줄기는 버리거나 최소한만 취한 채 열매만 집중해서 먹는 경우가 많습니다. 엽록소가 많으면 쓴맛이 나는 경우가 많기 때문입니다.
자연 상태로 먹지 않고 열로 조리해서 먹는 것도 문제입니다. 엽록소는 불과 열에 가장 약합니다. 화식은 좋은 원료를 가장 안 좋게 먹는 방법입니다.

효소, 식이섬유, 피토케미컬, 비타민 모두 마찬가지입니다. 음식으로 만들다 보면 이런 영양소들이 많이 들어 있는 부분은 제거하거나 극히 일부만 취하는 경우가 허다합니다. 참 안타까운 일이 아닐 수 없습니다.

인류는 지금까지 많은 영양소를 발견했고 효능도 검증했습니다. 그런데도 인류가 찾아낸 영양소는 자연이 가지고 있는 모든 영양소에 비하면 극히 일부에 지나지 않습니다. 아마 수백 년이 지나도 마찬가지일 것입니다. 그래서 건강하게 살기 위해서는 생식품을 통째로 섭취해야 합니다. 어떤 부위에 정말 중요한 영양소가 숨어 있을지 알 수 없는 일이기 때문입니다.

생식은 태생 자체가 전체 음식입니다. 뿌리에서 열매까지 모두 포함돼 있습니다. 그런 의미에서 생식이 미래 음식입니다.

스테디셀러 푸드이면서
글로벌 와이드 푸드입니다
─세계인이 함께 먹는 생식

이젠 누가 뭐라고 해도 먹을거리 분야에서는 생식이 트렌드입니다. 더 나아가 우리가 상상할 수 있는 '미래의 식사'에 가장 근접한 식사가 바로 생식입니다. 이제부터 그 이야기를 해 드리고 싶습니다.

언뜻 보면 변하지 않는 것 같지만, 음식도 시대별로 트렌드가 있습니다. 다음 표를 보면 '아, 그땐 그랬었지' 하고 생각할 것입니다.

시기	주요 트렌드
1993~1997	식사 대용 다이어트, 효모, 효소
1998~2000	이소플라본, 초유, 유산균
2001~2003	생식, 클로렐라, 녹즙
2004~2007	글루코사민, 다이어트 음료, 알로에
2008~2010	홍삼, 어린이 제품, 멀티비타민, 산수유
2011~2012	오메가3, 천연 비타민, 효소, 식사 대용 다이어트, 이너 뷰티, 백수오

이중에서 지금까지 꾸준히 시장의 반응을 얻고 있는 것은 생식밖에 없습니다. 생식은 스테디셀러 음식인 셈입니다. 더 놀라운 것은 최근 들어 생식이 다시 트렌드가 되어 가고 있다는 사실입니다. 바로 최근 전 세계적으로 유행하고 있는 '로가닉'입니다.

로가닉(Rawganic)은 '날것'을 의미하는 로(Raw)와 '유기농'을 의미하는 오가닉(Organic)의 합성어로, 자연에서 재배한 식자재를 가공하지 않고 천연 그대로 제공하는 제품을 말합니다. 생식이 바로 로가닉 제품입니다. 앞서 이야기했듯이 특히 제가 만든 생식은 수많은 자연 원료를 사용해서 인체에 필요한 모든 영양소를 담은 '로가닉 칵테일'이라 말할 수 있습니다.

천연 물질을 한꺼번에 다양하게 섭취하는 게 훨씬 더 효과적이라는 사실은 임상 실험 연구로도 증명되었습니다. 아래 그래프를 보면 오렌지, 포도, 블루베리, 사과를 따로 먹었을 때보다 4가지 과일을 조금씩 다양하게 먹었을 때 항산화 작용이 훨씬 더 활발해진다는 사실을 알 수 있습니다. 수십 가지 천연 물질이 고스란히 들어 있는 생식의 효과는 바로 이런 상승작용을 통해 밖으로 드러납니다.

항산화 작용의 상승효과
다양한 과일, 채소를 함께 섭취하는 것이 중요

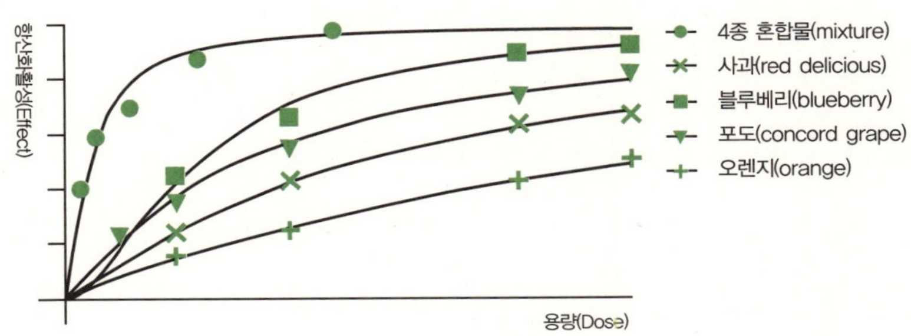

활성산소 1종에 대한 외인성 항산화제의 항산화력을 측정하는 것으로 항산화력을 판단하는 경우가 있는데, 실제로는 다양한 활성산소에 대해 복합적으로 검증할 필요가 있습니다. 실제로 신체 내에서 발생하는 활성산소는 한 종류가 아니기도 하거니와 활성

산소 간에도 자가 반응을 통해서 그 모습을 계속 바꾸어 나가기 때문입니다. 즉, 다양하고 복합적인 항산화제를 섭취하면 아직까지 현대 과학으로 규명하지 못했거나 우리가 알지 못하는 그들만의 상승효과를 충분히 누릴 수 있을 것입니다.

생식이 과거에 만들어졌다고 해서 고리타분한 음식이라고 이해하면 오해입니다. 생식은 글로벌 음식이고 미래의 음식입니다.

중국에 생식 열풍을 일으킨 루오차오라는 사람이 있습니다. 부친이 합병증이 생길 정도로 당뇨가 심했는데 생식을 먹고 완치되었습니다. 그 강력한 효과를 직접 체험하고 중국 전역에 생식을 전파했습니다. 중국에서는 3년 전부터 생식 열풍이 불고 있습니다. 중국에서 판매되는 생식 가격은 관세 등이 붙어서 한국의 두 배입니다. 그런데 중국에 처음 진출한 10년 전보다 지금 더 잘 팔리고 있습니다. 중국도 이제 가격과 상관없이 좋은 음식을 찾는 수준이 되었습니다.

일본의 바이어가 제가 한 말도 인상적이었습니다. 그는 "일본에는 3만 가지가 넘는 건강식품이 있습니다. 그런데 그 결정판은 모든 건강식품을 합쳐 놓은 것 같은, 한국에서 수입한 생식"이라고 말했습니다.

우리가 미국에 세운 법인은 저의 자부심입니다. 미국의 식사 혁명을 우리 손으로 이끌고 싶다는 열망의 표현입니다. 미국 국가 재정의 최고 골칫덩이는 의료비입니다. 미국 사람의 61퍼센트가 비만 관련 질병을 가지고 있습니다. 미국에서 생식이 보편화될 수 있다면 재정의 90퍼센트를 줄일 수 있습니다. 생식이 미국 유수의 건강식품 및 유기농 식품 체인인 홀 푸드 마켓과 비타민 숍에 들어간 것이 이룸의 자랑이 되었습니다.

우리의 생식은 전 세계가 인정하는 음식입니다. 전 세계 식사 혁명을 이끌고 싶습니다.

뒤틀린 몸을 바로잡는
스피네이처 운동 6

1. 구르기

목표 : 뒤로 굽어 일자 모양이 된 허리를 원래 모양대로 만곡(라인)을 이루게 해 주는 운동입니다.

효과 : 장기를 건강하게 도와주는 효과가 있습니다. 또 온몸의 긴장을 풀어주고 신진대사를 원활하게 해 줍니다.

방법 : ① 앉은 자세에서 양 무릎을 접어 모은 후, 무릎 안에 양손을 넣어 깍지를 끼고 이마를 최대한 무릎에 붙입니다. ② 이 자세로 뒤로 누웠다가 제자리로 돌아오는 동작을 30회에서 40회 정도 되풀이합니다. ③ 바르게 누워 잠시 쉬면서 몸의 변화(풀어지는 느낌)를 느낍니다.

주의사항 : 가급적 바닥이 딱딱한 곳에서 합니다. 처음에는 안 좋은 곳에 상처가 나기도 합니다. 눕기, 앉기, 구르기의 3동작이 연결되지 않는다고 해서 반동을 주어서는 안 됩니다. 작은 진동 동작도 큰 도

움이 됩니다.

2. 흉추 7번에 목침 대기

목표 : 틀어진 흉추를 제자리로 되돌립니다.

효과 : 고혈압, 불면증, 위, 폐, 간 등의 비만을 조절합니다. 특히 뱃살이 빠

집니다.

방법 : ① 목침을 흉추 7번(여성의 경우, 브래지어 라인)에 대고 눕습니다.
② 다리를 펴고 팔은 위로 올려 편안히 놓습니다. ③ 이 상태로 5분 정
도 누워 있으면 됩니다. ④ 일어날 때는 반드시 몸을 한쪽으로 구른
후에 고양이 자세로 일어납니다.

3. 엉덩이에 목침 대기

목표 : 들떠 있는 엉덩이뼈(허리 끝나는 부분에서 돌출된 뼈 두 개가 만져
짐)를 눌러 줍니다.

효과 : 남성은 전립선, 여성은 부인과 문제를 해결해 줍니다.

방법 : ① 다리를 펴고 앉은 상태에서 목침을 엉덩이에 대고 그대로 눕습니
다. ② 팔을 위로 올리고 2분 정도 누워 있으면 됩니다. 처음에 아파도
안 되고, 누워 있는 상태에서 엉덩이 부분이 약간 당기는 느낌이 있습
니다(너무 오래 하면 근육이 굳기 때문에 절대로 2분을 넘기면 안 됩니

다). ③ 일어날 때는 반드시 천천히 옆으로 구른 후에 고양이 자세로 일어납니다.

주의사항 : 목침을 대는 위치가 정확해야 합니다. 절대 허리에 대서는 안 됩니다. 또 2분을 넘기거나 급하게 끝내면 안 됩니다.

4. 걷기

목표 : 오랫동안 굽어 있던 허리와 등을 세워 주어 척추가 S라인(만곡)을 이루게 합니다.

효과 : 가슴과 어깨를 펴 주어 심장과 폐의 기능을 향상시킵니다. 오장육부로 통하는 신경이 트이게 하며 고관절 주변의 근육을 강화시켜 줍니다. 또 필요 없는 근육을 없애 주며, 다이어트에도 도움이 됩니다.

방법 : ① 양손을 몸의 뒤에서 깍지를 낀 채 아래로 내려 U자 모양이 되게 합니다. ② 어깨 힘을 빼고 견갑골을 뒤로 가볍게 당겨 주어 가슴을 폅니다. ③ 고개를 15도 정도로 살짝 들고 시선은 멀리 바라보며 제자리 걸음으로 20분 정도 걷습니다.

주의사항 : 발목이 아닌 무릎으로 걷습니다. 발가락이 아닌 뒤꿈치가 먼저 닿아야 합니다. 하루에 1~2회가 적당하나 상황에 맞게 자율적으로 운동합니다.

5. 목에 목침 대기

방법 : ① 목침을 목에 대고 눕습니다. ② 목을 1분 동안 60회 좌우로 가볍게 흔듭니다.

6. 발목에 목침 대기

방법 : ① 목침을 발목에 대고 눕습니다. ② 아킬레스건을 가볍게 두드립니다.

3장

1일 1생식이면
몸이 처음 상태로 돌아갑니다

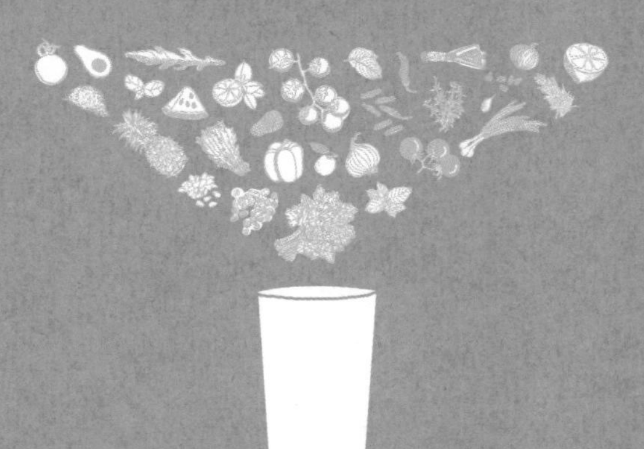

사람은 육식 동물일까,
채식 동물일까
— 생채식을 해야 하는 이유

건강하려면 의사보다 요리사를 찾으라는 말이 있습니다. 음식은 아무 것이나 잘 먹는다고 능사가 아닙니다. 올바른 영양 지식을 가지고 균형 잡힌 식사를 하는 것이 건강을 지키는 비결입니다. 그러나 현대인의 식생활은 문제점이 많습니다. 특히 건강을 해치는 음식이 많습니다. 현명하게 판단하지 못하고 유행에 따라 음식을 섭취하다가는 낭패를 볼 수 있습니다.

잘못된 식습관은 사람의 몸을 병들게 합니다. 특히 요즘처럼 음식이 범람하는 시대에는 반드시 건강 지향적인 식사 지침을 마련할 필요가 있습니다. 식생활에서 중요한 열쇠는 '몸과 음식의 일체감'입니다. 이왕이면 우리 몸에 양질의 에너지원을 공급해야 합니다. 먹는 대로 몸이 반응한다는 것을 염두에 두고 항상 두렵고 떨리는 마음으로 식단을 준비해야 합니다.

사람의 몸은 참 조심스럽습니다. 좋은 것을 먹었는지 나쁜 것을 먹었는지 이내 몸에 표가 납니다. 그래서 저는 사람의 몸을 '무연휘발유를 쓰도록 만들어진 고급 자동차'에 비유합니다.

무연휘발유는 납 성분을 제거한 연료이고 유연휘발유는 납 성분이 포함된 연료입니다. 과거에는 대부분 유연휘발유를 썼습니다. 무연휘발유가 귀하기도 했고 가격이 굉장히 비쌌습니다. 그런데 휘발유에 남아 있는 납이 엔진에 침착돼 엔진 수명이 짧아진다는 사실이 알려지면서 무연휘발유 판매가 급증했습니다.

사람 몸도 마찬가지입니다. 식생활의 원료는 반드시 청정 원료로, 가능한 한 자연 그대로 있는 것을 써야 합니다. 그래야 몸의 주요 기관이 상하지 않고 오랫동안 건강을 유지할 수 있습니다.

소화기관은 원래 먹을거리와 밀접하게 관련되어 있습니다. 채식 동물의 소화기관은 채식에 적합하도록 만들어졌고 육식 동물의 소화기관은 육식에 어울리게 만들어졌습니다.

채식 동물이 섭취한 음식물은 위에서 1차로 소화되고 다시 소장과 대장을 거치는 동안 충분히 소화됩니다. 그 과정에서 내용물은 발효되고 각종 대사가 일어납니다. 생채식이 발효되는 것은 좋은 성분으로 변하는 것입니다. 그러려면 장의 길이가 길어야만 합니다.

육식 동물은 채식 동물에 비해 장의 길이가 매우 짧습니다. 몸속에 들어온 고기를 빨리 내보내야 하기 때문입니다. 동물성 지방과 동물성 단백질이 장내에 쌓이면 부패해서 각종 질병을 일으킵니다. 채소는 몸속에서 발효하지만 고기는 부패합니다. 그래서 될 수 있으면 빨리 내보내야 하는 것입니다.

그렇다면 사람은 육식 동물일까요, 채식 동물일까요? 사람의 몸은 본래 생채식에 어울리게 만들어져 있습니다. 채식 동물처럼 장이 깁니다. 저녁에 고기를 먹고 바로 잠이 든다든지 하면 고기가 몸속에 오래 머물러 부패하게 되는 구조입니다. 몸에 굉장히 안 좋은 영향을 미칠 수밖에 없습니다. 그래서 육식은 최대한 줄이되, 먹더라도 가능하면 곧 잠자리에 들어야 하는 저녁에는 삼가는 것이 좋습니다. 잠자는 동안 소화기관은 정지해 있기 때문입니다.

　물론 육식을 전혀 안 하고 살 수는 없습니다. 다른 사람들이 고기를 먹는데 혼자 채소만 먹고 있어도 그리 좋아 보이지는 않습니다. 그럴 때는 최소한 분위기를 맞추는 정도로 섭취하는 지혜를 발휘하는 게 좋습니다.

　건강을 지키기 위해서는 박식한 의사에 앞서 지혜로운 요리사가 되어야 합니다. 사람의 소화 구조를 알고 거기에 잘 어울리는 음식을 때에 맞춰 마련해 줄 요리사가 필요합니다. 생채식을 해야 하는 이유를 정확하게 이해하고 육식을 줄일 수 있는 지혜로운 식사 전략을 세워야 합니다. 스스로 지혜로운 요리사가 돼 보세요.

당신도
120세까지 살 수 있습니다
─생명 연장의 꿈

인간의 수명은 어느 정도까지 연장될 수 있을까요? 만약 노화 과정을 늦춘다면 인간은 과연 얼마나 오래 살 수 있을까요?

선사시대 인류의 평균수명은 20세를 넘지 못했다고 합니다. 가혹한 자연환경에 둘러싸여 다른 생물과 끊임없이 생사를 건 싸움을 하다 보니 제명대로 살기 힘들었기 때문입니다. 그러다 환경의 위협을 극복하기 시작하면서 수명도 늘어났고, 10세기 전후에 이르러서는 30세에 도달할 수 있었습니다. 평균수명이 10세 늘어나는 데 무려 2,000년 가까운 시간이 걸린 셈입니다. 그러나 그

시간은 점점 짧아졌습니다.

인류의 평균수명이 30세에서 40세가 되는 데까지는 600~700년이 걸렸습니다. 이후 10세가 더 늘어나 50세가 되는 데까지는 불과 100~200년밖에 걸리지 않았습니다. 그게 1900년대 일입니다. 다시 100년이 지나 2000년대가 되자 평균수명이 무려 20세 이상 증가해 현대인의 평균수명은 70세에 도달했습니다. 식량 재배 기술과 의술이 획기적으로 발전해 영양을 충분히 공급받고 감염성 질병을 극복한 덕분입니다.

지난 3,000년 간 인간의 평균수명이 50세 이상 늘어났고, 지금도 계속 늘어나고 있다는 점을 감안하면, 인간이 몇 살까지 살 수 있을지 참 궁금해집니다. 이에 대해서는 확실한 결론이 아직 나오진 않았지만, 의문을 풀기 위한 연구는 계속되고 있습니다.

일례로, 과학계에는 포유동물의 평균수명을 계산하는 방법이 하나 있습니다. 어떤 종의 평균수명은 '태어나서 성숙된 개체로 성장하는 데 걸리는 기간의 6배 정도'에 해당하는 것으로 보고 있습니다. 즉, 태어나서 성숙된 개체로 자라는 데 평균 2~3년 정도가 걸리는 개의 평균수명은 12년~15년 정도가 되고, 성숙 기간이 3~4개월 정도인 쥐의 평균수명은 18개월(1년 6개월)~24개월(2년)이

되는 셈입니다. 실제로 많은 포유동물에서 이 공식은 비교적 잘 들어맞고 있습니다.

이 공식을 사람에게 적용하면 어떨까요? 사람이 태어나서 성숙하는 데 필요한 시간이 어느 정도인가에 대해서 학자마다 의견이 다양하겠으나 보통 18년~20년 정도로 보고 있습니다. 그렇다면 인간의 천명은 대략 108세~120세 정도라는 결론이 나옵니다. 이 공식에 따르면 현재 인간의 평균수명은 제명에 훨씬 못 미치고 있습니다.

물론 평균수명을 계산할 때 다른 포유동물은 '사고나 병으로 죽는' 경우의 수를 포함하지 않는 반면 사람은 포함시키는 통계상 차이는 있습니다. 하지만 자연사하는 사람들만으로 통계를 내어도 120세까지 사는 사람은 거의 없다는 점을 생각해 보면, 인간은 여전히 주어진 천명을 다하지 못하고 일찍 사망하는 셈입니다. 왜 그럴까요?

과거에는 혹독한 자연환경에서 오는 부상, 불의의 사고, 불결한 위생환경에 따른 감염성 질환, 식량 부족으로 인한 기아 등이 주된 사망 원인이었습니다. 그러나 현대사회에 이르러서는 전에 볼 수 없었던 다양한 질병과 고령층에서 나타나는 퇴행성 질환이 그 자리를 대신하고 있습니다. 바꾸어 말하면, 과거에는 자연환경을 극복하는 것이 장수하기 위해 해결해야 할 주된 도전이었다면 이제는 몸을 최고의 상태로 유지하는 것이 가장 중요해졌습니다. 장수의 패러다임이 바뀐 것입니다.

인간에게 주어진 120년이라는 수명을 최대한 누리기 위해서는 몸의 내부 건강을 반드시 지켜야 합니다. 수명은 늘어나는데 생명 유지 역할을 담당한 장기가 노화돼 있다면 결코 장수할 수 없습니다.

내부 건강을 지키기 위해서는 몸의 노화를 촉진하는 요소부터 제거해야 합니다. 노화는 자연스런 현상이지만, 정해진 속도보다 빨리 진행되는 것은 식습관과 관련되어 있습니다. 몸에 나쁜 음식, 과도하게 많은 음식이 들어오면 세포가 무리할 수밖에 없습니다. 세포가 힘을 많이 쓰면 몸은 일찍 늙게 됩니다. 결국, 내부 건강을 지키고 노화를 더디게 하는 가장 좋은 방법은 몸에 좋은 음식을 먹는 일뿐입니다.

평균수명이 90세에 육박하면서 자연스레 건강에 대한 관심이 커졌습니다. 노년을 건강하게 보내고 싶은 열망이 커졌기 때문입니다. 맞습니다. 각종 퇴행성 질환으로 투병하느라 삶의 질이 극도로 떨어지는 상태에서 생명을 연장하는 것은 참으로 불행한 일입니다. 따라서 더 늦기 전에 좋은 음식으로 식단을 구성하여 건강한 몸을 만드는 것이 무엇보다 현명한 노년 준비입니다.

생식에는 항노화 에너지가 가득 담겨 있습니다. 그리고 보면 현대사회에서 갈수록 생식 수요가 늘어나는 것도 당연한 일입니다.

생식은
누구에게나 좋습니다
─생식의 세대별 효능

생식이 좋은 이유는 꽤나 많습니다. 가장 대표적인 것은 자연의 영양을 그대로 보존하고 있다는 점을 들 수 있습니다.

생식은 자연 의학 원리를 담은 식품입니다. 자연 상태의 영양을 그대로 보존하고 있다는 뜻입니다. 흔히 자연식이라 일컫는 현미밥이나 오곡밥도 실제로는 화식으로 조리하기 때문에 영양이 손실될 수밖에 없습니다. 생식은 영양이 그대로 보존될 뿐만 아니라 화식보다 에너지 효율이 5~6배 정도 더 높은 최상의 에너지원입니다. 따라서 적은 양만 섭취해도 건강한 생활을 유지할 수 있습니다.

신체 정상화 작용과 재생 효과는 생식의 대표적인 효능이라고 할 수 있습니다. 생식은 태초의 식사로 왕성한 생명력을 포함하고 있습니다. 즉, 정상화 작용과 재생 효과가 뛰어납니다. 모든 천연 식품은 인체가 가지고 있는 자연 치유력을 극대화시키는 역할을 합니다. 그중에서도 생식의 효능이 가장 뛰어납니다. 그래서 저는 생식을 최고의 항암제이자 성인병 예방식이라고 말합니다.

무엇보다 생식은 암환자에게 가장 적합한 식품입니다. 면역력을 극대화시켜 주고 암세포가 활성화할 수 있는 성분을 차단하기 때문입니다. 이게 가능한 이유는 우리 몸에 필요한 모든 영양분을 과하지 않게 최소한으로 공급하기 때문입니다. 그러다 보면 신체는 정상화되고 몸에 불필요한 조직은 사라지게 됩니다.

그래서 암환자에게 좋습니다. 암 수술, 항암제 치료, 방사선 치료 후 유동식으로 적합합니다. 환자가 전신 쇠약 상태에 빠지거나 식욕이 없을 때 최소한의 양으로 한 끼 식사의 영양을 섭취할 수 있어서 좋습니다.

아이들에게 좋다는 이야기도 빼놓을 수 없습니다. 가공식품이나 인스턴트식품을 즐겨 먹는 아이들은 몸만 허약한 것이 아니라 정신도 산만합니다. 몸에 나쁜 음식이 들어와 신진대사를 어지럽힌 결과입니다.

이런 아이들은 생식 등 자연식으로 길들여야 치료가 됩니다. 생식을 섭취하다 보면 입맛이 변해서 자연스럽게 인스턴트식품을 멀리하게 되고 정신이 맑아져 학업에 전념할 수 있습니다. 성격도 긍정적으로 변합니다. 음식에는 단순히 영양소뿐만 아니라 그 이상이 들어 있다는 사실을 잊어서는 안 됩니다.

생식은 뇌를 많이 써야 하는 수험생에게도 좋은 에너지를 줍니다. 몸과 두뇌의 컨디션을 최상으로 유지시켜 성적 향상에 기여할 수 있습니다. 아침에 먹는 생식은 뇌를 무겁게 하지 않아서 좋고, 점심에 먹는 생식은 식곤증을 이겨내게 하며, 저녁이나 밤참으로 먹는 생식은 위에 부담이 되지 않고 아침에 가볍게 일어날 수 있게 합니다.

주부와 직장인에게도 좋습니다. 생식은 잔병과 반건강 상태의 원인인 주부 비만을 예방합니다. 뼈를 튼튼하게 해서 골다공증을 예방합니다. 중년부터 생식을 꾸준히 먹으면 건강한 노년을 준비할 수 있습니다.

과도한 업무로 식사를 거르기 쉬운 직장인에게는 생식이 훌륭한 대용식이 될 수 있습니다. 에너지 효율을 극대화해 최상의 컨디션을 유지하고 스트레스로 소모되는 영양소를 100퍼센트 회복시켜 줍니다.

생식은 노년에도 좋습니다. 나이가 들면 장과 연관이 있는 면역계의 역할이 점차 중요합니다. 변비가 생기지 않게 하고 장에 노폐물이 쌓이지 않게 해야 면역력이 좋아집니다. 그러려면 식이섬유가 다량 함유한 채소를 많이 먹어야 합니다. 하루 한 끼를 생식으로 먹으면 이 문제가 한 번에 해결됩니다. 뿐만 아니라 두뇌에 필요한 영양소를 골고루 제공해 치매를 예방하고 신경통 증상을 감소시킬 수 있습니다.

생식이 모든 세대를 아우르는 건강식이라고 말하는 데는 다 이유가 있습니다. 생식은 유해 물질을 제거하는 작용을 합니다. 순화 작용과 해독 작용입니다. 유해 물질을 제거하는 생식의 기능은 당연히 스트레스 해소와 피로 회복에도 긍정적인 영향을 줍니다. 그래서 사람들은 생식을 디톡스의 주인공이라고 표현하기도 합니다. 어린이와 노약자는 물론 수험생과 직장인, 주부에게도 좋은 이유입니다.

이처럼 생식은 누구에게나 좋습니다. 그래서 이 세상 누구에게 권해도 미안하지 않은 음식이 생식입니다.

생식은 그 뛰어난 효능을 인정받아 세계인의 건강식이 되고 있습니다. 특히 제가 만든 이롬 생식은 미국, 중국, 캐나다, 호주, 이탈리아, 말레이시아, 인도네시아, 브라질, 남아프리카공화국에 이르기까지 20여 개 나라에 수출되고 있습니다. 미국에서는 대형 유기농 식품 체인인 홀 푸드 마켓과 건강식품 체인인 비타민 숍에도 입점해 있어 환자뿐만 아니라 일반인의 건강을 지키는 건강식으로 자리매김하고 있습니다. 이제 생식은 김치, 인삼과 함께 한국을 대표하는 음식으로 인식되고 있습니다.

생식은 에너지 효율 1등급입니다
-최소 칼로리로 최고 에너지 발산

생식은 일반식에 비해 에너지 효율이 5~6배 높습니다. 그냥 보기에 한 봉지가 몇 숟가락 되지 않아서 한 끼 식사가 될까 싶겠지만, 사실 그것만으로도 충분합니다.

제가 아는 환자 중에 대장암으로 수술 받은 후 항암 치료를 했고 재발 방지를 위해 생식을 섭취한 30대 주부가 있었습니다. 그 환자의 얼굴은 참으로 고왔습니다. 놀라운 사실은 그 환자가 먹는 식사는 하루 생식 두 끼와 약간의 과일이 전부라는 것이었습니다. 하루 섭취 칼로리가 총 400~500칼로리밖에 되지 않는데 몇 달

동안 아무 문제가 없었습니다. 게다가 하루에 두 시간씩 땀을 뻘뻘 흘리며 등산을 하고 있었습니다. 영양학자들은 보통 성인에게 하루 2,000~2,400칼로리가 있어야 한다고 하는데, 그것의 1/5 정도만으로 일상생활을 한 사실이 놀랍기만 했습니다.

이처럼 생식은 에너지 효율을 극대화시킵니다. 사람 몸속으로 들어가는 생식이 대부분 실제 에너지로 쓰인다는 이야기입니다. 생식은 꼭 필요한 영양소로 되어 있어 대부분 몸에 흡수되어 적재적소에 활용됩니다. 최소의 투자로 최대 효과를 거두는 셈입니다. 일반식과 비교하면 그야말로 밀도 있는 식사라고 할 수 있습니다.

반면, 일반식은 에너지 효율이 형편없습니다. 영양소가 거의 파괴된 음식입니다. 사실상 찌꺼기라고 할 수 있습니다. 그래서 일반식은 사람 몸속에 들어가면 일부만 에너지로 쓰이고 나머지는 배설물이 됩니다. 소화기관만 고생하는 셈입니다.

우리가 과식하는 것은 음식의 향과 맛에 끌리기 때문이기도 하지만, 몸의 시선에서 보자면 워낙 영양소가 부족한 음식이 들어오다 보니 늘 결핍을 느끼고, 그래서 계속 음식을 먹게 만드는 시스템이 작동한 측면도 있습니다. 몸에 필요한 영양소가 골고루 들어온다면 스스로 과식을 유도할 일은 없습니다.

과도한 음식을 먹어서 소화기관을 무리하게 작동시키는 것은 매우 나쁜 습관입니다. 무엇보다도 노화를 촉진합니다. 음식을 분해하고, 영양소를 흡수하고, 배설물을 내보내느라 세포가 고생합니다. 일을 많이 한 세포는 오래 살지 못합니다. 또 소화기관의 노쇠는 암 등 각종 질병을 야기합니다. 소식이 가장 현명한 식사법입니다.

소식이 몸에 좋고 장수의 비결이라는 사실은 누구나 인정하고 갖고 싶어 하는 식습관입니다. 그렇다고 해도 소식을 제대로 실천하는 사람은 많지 않습니다. 소식 역시 쉬운 일은 아니기 때문입니다.

소식하면서 건강을 유지하는 게 가능하려면 적게 먹더라도 필요한 영양소는 섭취할 수 있어야 합니다. 무조건 적게 먹어서 영양소 결핍 상태에 이른다면 과식하는 것만큼이나 몸에 안 좋은 영향을 미치게 됩니다. 그래서 생식입니다.

생식은 기본적으로 소식입니다. 부피로만 봐도 세 숟가락 정도 분량에 불과합니다. 그러나 신진대사에 필요한 에너지가 모두 들어 있습니다. 적게 먹어도 아무런 문제가 생기지 않습니다. 하루 세 끼를 생식으로 먹는다면 가장 이상적이겠지만, 혼자 살아가는 세상도 아니고 현실에서는 쉽지 않습니다.

보통 사람이라면 1일 1생식이면 충분합니다. 바쁘고 식욕도 없는 아침에 생식으로 한 끼 식사를 하는 것이 가장 이상적입니다. 하루를 가뿐하게 시작할 수 있습니다. 일단 믿어 보세요. 생식의 고효율 에너지를.

생식 베스트
Q&A 3

Q 생식의 효능은 무엇입니까?

A 생식은 크게 9가지 효능을 갖고 있습니다. 1. 성인병과 만성피로를 예방하고, 병은 없는데 몸이 아픈 반건강 상태를 말끔히 없애 줍니다. 3개월 정도 꾸준히 먹으면 최상의 컨디션을 유지할 수 있습니다. 2. 암 예방과 재발 방지 효능이 있어서 암환자의 식이요법으로 가장 적합합니다. 3. 가장 완벽한 치료식입니다. 당뇨, 알레르기성 비염, 고혈압, 고지혈증, 위장병, 간염, 지방간 등에 특히 효과가 좋습니다. 4. 사람에 따라 차이가 있지만 하루 두 끼씩 2~3개월 동안 생식을 섭취하면 약 5킬로그램, 5~6개월 섭취하면 10킬로그램이 감량됩니다. 이후 하루 한 끼씩만 생식을 하면 요요 현상이 일어나지 않습니다. 5. 미인식입니다. 생식을 섭취하면 피부가 고와지고 윤기가 나며 몸매가 아름다워집니다. 6. 아침 식사를 거르기 쉬운 직장인과 학생이 아침에 간편하게 먹을 수 있는 식사

로, 공복감도 없어지고 오전 내내 정신이 맑아집니다. 7. 성장식입니다. 특히 병치레가 잦은 어린이에게 최상의 식사입니다. 면역 기능을 강화하고 건강한 체질로 바꿔서 성장을 촉진시켜 줍니다. 8. 효도식입니다. 갱년기 여성과 노인 모두에게 좋습니다. 생식을 먹으면 치매를 예방하는 것은 물론 검은 머리가 다시 나고 시력이 좋아진다는 보고가 있습니다. 9. 아카데미식으로, 집중력과 두뇌 발전을 도와 수험생, 연구원, 전문인의 능률 향상에 도움을 줍니다.

Q 생식으로 병을 치유할 수 있나요?

A 저도 의사지만, 현대 의학의 한계를 경험하고 나면 자연에 의지하게 됩니다. 대부분 화학 성분으로 된 약은 한 번 먹으면 평생 먹게 됩니다. 즉, 약은 치유하는 것이 아니고 조절하는 역할을 합니다. 약은 먹으면 먹을수록 몸에 내성이 생겨 점점 더 강도가 센 약을 먹어야 합니다. 감기약이나 항생제가 병을 치료하는 것 같지만 실제로는 치료에 도움을 줄 수 있을 뿐이고, 병을 치료한 것은 몸의 자연 치유력입니다. 기침약은 기관지를 확장시켜 주는 것뿐이고 콧물 약은 분비를 억제할 뿐입니다. 감기의 원인인 바이러스를 죽이는 약은 없습니다. 바이러스는 몸의 면역 체계가 싸워 이겨야 합니다. 이처럼 약은 한계가 있지만 생채식은 한계가 없습니다. 자연 그대로의 곡물, 채소, 과일에는 엄청난 양의 피

토케미컬이 들어 있습니다. 이 영양소는 암과 성인병을 포함한 모든 질병을 예방하고 치료하는 강력한 물질이며 부작용이 전혀 없다는 사실은 지난 수십 년 동안 영양학과 의학 분야에서 입증되었습니다.

Q 생식의 탁월한 치유 효과는 어디서 나오나요?

A 생식에는 살아 있는 좋은 성분과 영양소가 가득합니다. 씨눈, 효소, 엽록소, 식이섬유, 비타민, 미네랄 등이 대표적입니다. 이 영양소들은 열에 약해 쉽게 파괴되기 때문에 오로지 생식으로만 고스란히 보전될 수 있습니다. 살아 있는 영양소 가운데서도 식물성 생리 활성 물질인 피토케미컬로는 암을 예방하는 카로티노이드(당근), 이소플라빈(콩), 사포닌(인삼), 라이코펜(토마토) 등이 있습니다. 그런데 이것을 일일이 섭취하기는 현실적으로 불가능합니다. 생식은 피토케미컬을 대량으로 몸에 공급합니다. 피토케미컬은 단순히 몸의 기능을 활성화시키는 데 머무르지 않고 면역 기능을 극대화시켜 암과 성인병, 바이러스 질환, 면역 관련 질환을 예방하고 치료합니다. 생식 과학을 15년 동안 연구하면서 얻은 교훈은 생식은 모든 질병에 골고루 효과가 있으며 오래 섭취할수록 더 좋다는 것입니다. 또한 과체중으로 생긴 고혈압, 당뇨, 지방간이나 잘못된 식생활로 생기는 위염, 간 질환, 알레르기, 고콜레스테롤혈증과 관련된 질환일수록 효과가 뛰어납니다. 마지막으로 암이나 성인병,

면역 관련 질환, 신종플루 같은 바이러스성 질환에 기존의 의학 치료와 생식을 병행하면 치유와 회복에 놀라운 상승작용이 일어납니다. 한 가지 음식이 이렇게 많은 영역에서 효과를 보일 수 있다는 것이 믿기지 않을 정도입니다.

4장

1일 1생식이면
다시는 아프지 않습니다

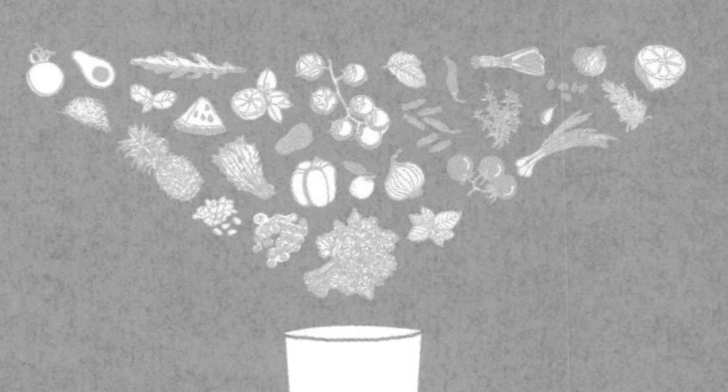

만성 질병 시대에 생식이
주목 받는 이유
―통합 의학의 힘

저는 새로운 것에 관심이 많습니다. 이런 성향 때문인지 이미 오래 전에 현대 의학의 한계를 인식하고 새로운 의학의 태동에 관심을 가졌습니다. 이른바 통합 의학입니다.

저는 20년 전 독일에서 항암 면역요법인 미슬토 요법을 연구하면서 대체 의학과 현대 의학이 상존하는 통합 의학의 길을 걷기 시작했습니다. 암 전문 병원 사랑의클리닉을 설립해 통합 의학을 실행해 왔고, 이롬 생명과학연구원에서 식생활 혁명을 통한 암 예방의 대중화에 열정을 불태워 왔습니다. 생식은 그 과정에서 만들어졌습니다.

제 몸은 연구소에만 머물러 있지 않습니다. 벌써 20년 가까이 전국을 돌며 통합 의학을 알리고 있습니다. 가장 보람을 느낄 때는 제가 치료한 암환자들이 찾아와 "박사님 덕분에 암으로부터 자유를 얻었습니다"라고 인사를 건네는 순간입니다.

언젠가 한번은 저를 잘 아는 여성 한 분이 환자 한 명을 모시고 왔습니다. 환자를 제게 소개하는 이유를 물으니, "몇 개월 살지 못한다던 남편이 선생님께 진료 받고 지금까지 10년 동안 살아 있습니다"라고 말했습니다. 그 남편 분은 10년째 생식을 드시고 있습니다.

최종현 전 SK그룹 회장의 주치의를 한 일도 기억에 남습니다. 주변의 추천으로 제가 그분을 만났을 때는 이미 폐암으로 극심한 고통을 받고 있을 때였습니다. 그분은 현대 의학과 대체 의학을 합친 통합 의학을 통해 많은 진전을 보았습니다. 결국 돌아가시긴 했지만 생전에 많이 고마워했습니다.

한번은 산부인과 종양학과 대가이신 서울대 교수님이 미슬토 요법에 대해 묻더니 "어떻게 미래를 미리 알고 이런 치료법을 연구했느냐?"고 감탄했습니다. 그리고 "박사 과정을 수료하고 있는 의사를 보낼 테니 잘 전수해 달라"고 제게 부탁했을 때 통합 의학 전문가로서 자부심을 느꼈습니다.

20년 가까이 통합 의학을 연구하면서 얻은 통찰력은 크게 두 가지입니다.

하나는 우리가 상상하는 암과 실제 암은 크게 다르다는 사실입니다. 암은 무서운 질병이기는 하지만, 좌절의 대상이 아니라 충분히 극복할 수 있는 대상입니다. 암의 실체를 정확히 알고 확고한 투병 자세를 갖추면 얼마든지 정복할 수 있습니다.

두 번째는 암을 치료할 때 통합적으로 접근해야 한다는 사실입니다. 즉, 암 치료에 도움이 되는 모든 방법을 총동원해 암을 제압해야 합니다. 새로운 암 치료법을 연구, 개발하는 일도 중요하지만 이미 개발된 수많은 치료법을 절묘하게 결합하여 환자에게 적절한 통합 의학적 맞춤 치료를 하면 획기적인 치료 결과를 얻을 수 있습니다.

현대인이 가장 두려워하는 질병은 암입니다. 그러나 굳이 암만 특정화해서 두려워할 필요가 없습니다. 그저 다른 질병보다 조금 더 독한 정도입니다.

암을 포함해서 질병에 걸리는 것은 잘못된 습관에서 비롯되는 경우가 많습니다. 식습관과 수면 습관, 생활 습관 등이 오랜 기간 그릇돼 있으면 질병이 찾아오게 됩니다. 늘 건강한 마음으로 건강한 습관을 유지한다면 웬만한 질병은 극복할 수 있습니다.

살아가면서 가장 중요한 것은 두 말 할 것 없이 건강입니다. 그리고 작은 노력만 실천한다면 얼마든지 얻을 수 있는 게 건강입니다. 1일 1생식은 가장 간단하면서 효과적인 건강 관리법입니다.

이유 없이 몸이
무겁다고 느껴진다면
─대사증후군

대사증후군은 자기도 모르는 사이에 찾아옵니다. 그리고 한 번 오면 쉽게 우리 곁을 떠나지 않습니다. 아주 심각한 고민거리가 되기도 합니다. 그 고민을 완벽하게 해결해 주는 게 바로 생식입니다.

대사증후군은 복부 비만, 고혈당(당뇨의 전 단계, 공복 상태 혈당이 데시리터당 100밀리그램), 혈압 상승, 응고 장애, 고지혈증과 이로 인한 심혈관계 동맥경화 등 여러 질환이 한꺼번에 일어나는 현상을 말합니다. 한 마디로 살이 찐 중년 남성이 겪고 있는 무거운 느낌, 만성피로 등이 대사증후군의 징후라고 보면 됩니다.

식단이 서구화되면서 우리도 서양 사람들처럼 고단백질, 고지방질, 고영양가 음식을 서슴없이 섭취하고 있습니다. 물론 이런 식생활이 반드시 나쁜 것은 아닙니다. 영양 상태가 좋아지면 몸속에 에너지를 충분히 공급할 수 있고 건강 상태도 끌어올릴 수 있습니다.

문제는 지나칠 때 나타납니다. 우리가 먹은 음식은 대사 체계를 통해 적절하게 분해되어 사용되거나 저장됩니다. 그러나 처리할 수 있는 한계를 넘어서면 몸 전체에 악영향을 미치게 됩니다. 이때 비만, 당뇨, 고지혈증, 고콜레스테롤혈증, 고중성지방혈증, 고케톤뇨증 등 몸을 피곤하게 하는 질환들이 생깁니다. 이 질환들을 예전에는 별개로 여겼지만, 원인이 같다는 사실이 밝혀지면서 대사증후군이라 부르고 있습니다.

의학적으로 보면, 대사증후군은 모두 체내 인슐린 저항성 때문에 생깁니다. 어떤 이유로 혈액 내에 지방 농도가 올라가면 체내 인슐린이 제기능을 하지 못하게 되어 혈당 수치가 올라갈 수밖에 없고, 그러면 고혈압과 고지혈증 같은 질환이 생기는 것입니다. 어쩌면 여기까지는 큰 문제가 아닐 수 있습니다. 식사량을 조절하고 육류 섭취를 줄이면 예전 몸 상태로 돌아갈 수 있습니다. 그러나 이 단계에서 관리하지 않고 방치하면 뇌졸중이나 심근경색, 심부전 등 중증 질환으로 발전할 가능성이 매우 높습니다.

대사증후군을 예방하기 위해서는 자신의 건강검진 수치(혈압, 혈당, 중성지방, 콜레스테롤 등)를 분석한 후, 식습관 매뉴얼을 다시 만들고 체중을 관리하는 생활 습관을 가져야 합니다. 특히 대사증후군의 주요 원인인 비만에 주의해야 하고, 음주와 흡연을 끊는 결단도 필요합니다.

요컨대, 대사증후군의 가장 적절한 예방과 치료법은 체지방을 줄이는 것입니다. 식이요법과 운동요법을 포함한 생활 습관을 개선하여 적정 체중을 유지하는 것이 가장 중요합니다. 체중이 줄면 대부분 대사증후군에서 벗어날 수 있습니다. 다만 중년 이후에는 이마저도 말처럼 쉽지 않다는 것이 문제라면 문제입니다.

대사증후군 대부분은 우리가 먹는 음식이 원인입니다. 이런 대사증후군을 예방하거나 치료하기 위해서는 무엇보다 식단이 건강해야 합니다. 육류와 튀김 등 혀를 즐겁게 하는 메뉴를 줄이고 그 자리를 자연식으로 채운다면 우리 몸을 위협하는 각종 성인병의 공포에서 벗어날 수 있습니다. 그리고 기왕이면 생식으로 식단을 채우면 모든 것이 완벽해집니다.

생식은 대사증후군 질환을 예방하고 개선하는 데 최적의 식사입니다. 조리 과정을 거치지 않은 통곡류, 채소류, 버섯류, 해조류 등을 통째로 갈아 만든 생식을 섭취하면 대사증후군 발생 확률이 현저히 감소됩니다.

기억하세요! 몸이 무겁게 느껴지는 것은 질병이 시작되고 있다는 신호입니다. 1일 1생식으로 대사증후군을 이겨 내세요.

당 조절에 좋은
최고의 식품을 찾는다면
─당뇨

대사증후군 중에서 가장 큰 골칫거리는 당뇨입니다. 대사증후군을 인슐린증후군이라고 부르는 것도 대사증후군이 대체로 당뇨와 연관이 있기 때문입니다. 그 만큼 혈당 관리가 중요합니다. 혈당이 높아지면 인슐린 분비가 증가하여 대사증후군이 나타날 가능성이 높아집니다.

예전에는 고혈당 환자의 혈당을 떨어뜨리기 위해 인슐린 주사 요법을 처방했지만 요즘은 고혈당이 지속되지 않도록 항당뇨 약물을 저용량으로 병행 투여합니다. 하지만 당뇨를 치료하는 데 가장 중요한 것은 뭐니 뭐니 해도 평소 혈당 관리입니다. 혈당이 과도하게 높아지지 않게 식사해야 당뇨가 심화되는 것을 막을 수 있습니다.

식사가 혈당에 미치는 영향을 나타내는 지표로 'GI(Glycemic Index, 혈당 지수)'가 있습니다. GI란 식품을 먹은 뒤 혈당이 높아지는 정도를 포도당과 비교해서 수치화한 것입니다. GI가 높으면 같은 양을 먹어도 혈당 수치와 상승 폭이 커집니다.

GI가 높은 사람은 억울한 측면이 없지 않습니다. 조금만 먹어도 혈당 수치가 올라가니까요. 그래도 어쩔 수 없습니다. 어쨌든 혈당은 관리해야 하고, 그렇다면 당연히 평소에도 저혈당 지수 식품을 섭취해야 합니다. 반면 GI가 낮은 사람은 음식에서 자유롭습니다. 아무리 먹어도 살이 찌지 않는다는 사람이 대체로 이 유형에 속합니다.

같은 음식이라도 생식처럼 익히지 않은 음식이 익힌 음식에 비해 GI가 낮습니다. 특히 껍질부터 씨눈까지 모두 포함하고 있는 통곡류는 대표적인 저혈당 지수 식품입니다. 정제되지 않거나 덜 정제된 음식 그리고 혈당 지수가 낮은 음식들로서 흔히 '거친 음식'이라고 불립니다. 컬러로는 화이트 푸드로 분류합니다. 대표적으로 현미, 귀리, 호밀 등이 이에 해당합니다. 특히 통곡류와 함께 화이트 푸드의 대표 음식인 송이버섯은 혈중 콜레스테롤을 억제 하고 혈액순환을 증진하며 동맥경화, 심장병, 고지혈증, 당뇨병 등의 성인병 치료에 효과가 있습니다.

무엇보다 생식은 기본적으로 당뇨 환자가 섭취하기에 최적의 식품입니다. 생식으로 건강에 도움을 받은 사람은 많이 있습니다. 그중에서도 당뇨 환자가 제일 많습니다. 그만큼 생식은 당뇨에 효 과가 크다는 뜻입니다.

사실 당뇨 환자를 위한 대용식은 이미 시중에 많이 나와 있습 니다. 하지만 생식은 단기 효과를 보는 이들 당뇨 환자용 대용식 과 전혀 다릅니다. 생식은 밥을 대신해 계속 먹을 수 있는 상용식 이기 때문에 당뇨 환자들이 장기 복용하여 당뇨 증상을 개선시킬 수 있는 것입니다. 결국 당뇨로 인한 사망률을 낮추고 고혈당 체 질 자체를 바꾸어 줍니다.

우리나라 사람이 걸리는 여러 질병 가운데 당뇨는 가장 빈번하 고 사회적으로도 큰 문제가 되고 있습니다. 당뇨병 진단을 받은 사람은 500만 명 이상으로 전체 인구의 10퍼센트에 해당합니다.

문제는 앞으로도 이 추세는 계속될 거라는 데 있습니다. 당뇨
는 이제 누구나 언제라도 걸릴 수 있는 질병이 되었습니다. 이처
럼 흔해져 버린 당뇨를 예방하고 개선하기 위해서 1일 1생식은
꼭 필요한 식습관입니다.

슬슬 혈액순환이
걱정되기 시작했다면
-고지혈증

순환기계 질환은 당뇨와 함께 대사증후군의 대표적인 질환입니다. 주위를 돌아보면 이 병으로 고생하는 사람들이 참으로 많습니다. 특히 중년 남성의 경우 상당수가 순환기계 질환을 가지고 있습니다. 아직 병으로 드러나지 않아서 자신이 순환기계 질환이 있는지 모르는 사람도 많습니다.

순환기계는 혈액과 혈액을 수송하는 기관을 총칭하는 말로, 혈관, 혈액, 심장, 골수, 지라, 림프절 등이 여기에 속합니다. 이 기관들은 물이나 영양분, 산소, 호르몬 같은 신호 전달 물질을 수송하고 각 장기에 쌓여 있는 노폐물을 신장이나 폐 등 배설 기관으로 운반하는 역할을 합니다. 모든 순환기계는 생명과 직접 관련되어 있어서 매우 중요합니다. 그중에서도 혈액과 혈액을 이동시키는 혈관, 혈액이 순환하도록 힘을 주는 심장은 핵심 기관입니다.

순환기계 질환은 초기 자각 증상이 없다시피 하다가 치명적인 상태가 되어서야 드러나기 때문에 '침묵의 암살자'라 불립니다. 그 대부분은 혈관계 질환으로, 고혈압, 고지혈증, 동맥경화, 심부전증, 심근경색, 뇌졸중 등이 포함됩니다.

이런 혈관계 질환은 주로 혈관이 딱딱해지면서 탄력을 잃거나 혈관 벽에 이물질이 달라붙어 발생합니다. 혈관에 문제가 생기면 혈류의 흐름이 원활하지 못하게 되고, 결국 완전히 막혀서 허혈(虛血)이 되거나 혈관이 파열되어 출혈 증상을 보이게 됩니다.

혈관이 막히는 이유는 주로 혈관 벽에 지질(脂質)이 쌓이기 때문입니다. 보통 혈중 지질 성분이 높은 고지혈증, 고콜레스테롤혈증이 원인입니다. 따라서 대사증후군으로 인한 혈관계 질환을 억제하기 위해서는 혈액 내 지질 함량을 정상 범주로 끌어내려야 합니다. 지방 섭취량 자체를 줄이는 게 좋기는 하나 그렇다고 필수영양소를 무작정 안 먹을 수도 없는 일입니다. 그러니 현실적으로는 식이요법으로 지질 섭취량을 줄이는 게 가장 좋은 방법입니다. 즉 혈액 내 중성지방과 LDL콜레스테롤을 감소시키고 HDL콜레스테롤을 증가시키는 식생활을 실천해야 합니다.

생식은 이런 효과를 보는 데 가장 적합한 식품 중 하나입니다. 건국대학교 연구팀이 〈한국식품영양과학회지〉에 발표한 '생식의 고지혈증 예방 및 개선 효과' 임상 실험 결과가 이를 잘 보여 줍니다. 연구팀은 이 연구에서 생식을 장기 섭취하면 혈액과 조직의 콜레스테롤이 감소한다는 사실을 밝히고 있습니다.

이처럼 생식이 심혈관계 질환을 개선하는 데 좋은 이유는 피를 맑게 해 주는 원료들이 많이 들어 있기 때문입니다. 순환기계 질환은 혈관과 혈액을 평소 꾸준히 관리해야 하는데, 깨끗한 피를 만드는 데는 특히 푸른색 채소가 제격입니다. 신선초, 부추, 녹차, 셀러리, 미나리, 쑥 등 그린 푸드가 바로 그들입니다. 그리고 이들 식품은 생식의 주요 원료들이기도 합니다.

하지만 현실적으로 끼니마다 푸른 채소를 충분히 사서 먹는 일은 꽤나 번거롭습니다. 특히 겨울철이나 장마철에는 종류가 제한될 수밖에 없고 가격도 무척 비쌉니다. 생식을 선택한다면 간단하게 식사를 하면서 피를 맑게 하는 효과를 거둘 수 있습니다.

순화기계 질환은 한 번 걸리면 참으로 무섭습니다. 평소 건강한 식습관으로 건강한 순환기계를 만들어야 하는 이유입니다. 1일 1생식으로 피를 맑게 하세요.

혹시라도 암에 걸릴까봐
노심초사한다면

—암

암은 여타 질병들이 미생물이나 바이러스가 외부에서 침입해 일으키는 것과 달리 내부의 정상 세포가 돌연변이를 일으켜 만들어진 변형 세포가 원인입니다. 정상 세포에 어떤 손상이 가해지면 유전자가 변이할 수 있는데, 암세포는 그렇게 만들어집니다.

암세포는 정상 세포와 다른 특징 몇 가지를 가지고 있습니다. 그중에서도 가장 큰 특징은 욕심이 많다는 것입니다. 정상 세포는 어느 정도 자라면 성장을 멈추는데 암세포는 분열과 성장을 거듭

합니다. 할 수만 있다면 몸 전체를 암세포로 만들고 싶을 것입니다. 물론 그 전에 사람이 사망하겠지만요.

암세포는 성장과 분열을 조장하는 유전자에 변이가 발생한 것으로 볼 수 있습니다. 따라서 암을 예방하기 위해서는 유전자 변이를 막을 수 있는 방법을 체계적으로 고민해야 합니다.

유전자 변이는 다양한 형태로 나타납니다. 대부분은 외부에서 유입되는 독소에 의해 일어나는데, 이러한 물질을 돌연변이원이라 합니다. 탄 음식에서 발생하는 벤조피렌이 대표적인 돌연변이원입니다.

따라서 우리가 먹을 음식에서부터 유전자를 변이시키는 독소를 제거하는 것이야말로 암을 예방하는 첫걸음입니다. 이들 독소가 우리 몸에 들어오는 가장 중요한 통로가 음식이기 때문입니다. 특히 음식을 조리할 때 가열 과정에서 독소가 발생할 가능성이 높습니다. 그래서 가능한 한 자연식, 가공을 하더라도 최소한으로 가공한 음식을 먹는 게 암 예방과 치료에 좋습니다.

2008년 〈국제저널〉이라는 학술지에 발표된 '암 예방 연구'라는 논문은 생식 제품의 독소 제거 효과를 실험한 결과를 보고한 것입니다. 이 연구 결과에 따르면, 생식을 포함한 자연식이 독소를 배출시켜 돌연변이 세포의 발생 자체를 억제할 수 있다는 사실을 알 수 있습니다.

한편 신체 내부의 신진대사 과정에서도 돌연변이 세포가 발생하기도 합니다. 그러나 다행히도 우리 몸에는 돌연변이가 된 유전자를 스스로 수선하는 유전자 보수 시스템이 있습니다. 이 유전자 보수 시스템은 변이 유전자가 암세포로 발전하는 것을 막는 역할을 합니다.

하지만 변이 유전자는 수시로 만들어질 뿐만 아니라 유전자 보수 시스템이 제대로 작동하지 않는 경우도 있습니다. 이때 면역 체계는 최후의 보루가 되어 무너진 시스템을 보수하고 제기능을 하게 합니다. 따라서 평소 생식을 섭취하는 습관을 들여서 면역 체계를 건강하게 다져 놓으면 암을 예방하는 효과를 거둘 수 있습니다.

보통 암을 치료할 때는 외과적 수술과 항암제 투여를 병행하는 경우가 많습니다. 이 두 가지 외에 다른 방법은 잘 떠오르지도 않습니다. 좋습니다. 그렇더라도 이처럼 암 투병을 할 때에도 생식이 도움이 될 수 있습니다. 생식에 들어 있는 자연 성분은 항암제의 부작용을 완화시키고, 이후 암 재발을 방지하는 데 도움을 줄수 있는 좋은 동반자이기 때문입니다.

암은 누구에게나 찾아올 수 있고, 한 번 찾아오면 참으로 많은 눈물을 쏟아 내게 합니다. 평소 1일 1생식을 실천하면 혹시 찾아올 수도 있는 불행을 미리 막을 수 있습니다. 암에 걸려서는 절대 안 됩니다. 생식으로 미리 예방하는 게 현실적으로 최선의 방어책입니다.

요요 없는 건강한 다이어트를 꿈꾼다면

―비만

예전에는 특별한 사람이 특별한 경우에만 다이어트를 시도했지만, 이제는 거의 모든 사람이 건강을 위해 다이어트를 하는 시대가 되었습니다. 그만큼 몸매 관리나 건강에 대한 현대인의 관심이 높아졌다는 이야기가 될 것이고, 한편으로는 영양 불균형이 심각한 수준에 이르러 비만 인구가 많아졌다는 이야기도 될 것입니다.

그런데 세상에는 다이어트 종류가 하도 많아서, 혹은 다이어트를 너무 자주 실천하다 보니 다이어트가 무엇인지, 어떻게 하는 것이 좋은 다이어트인지 자꾸 되묻게 됩니다. 운동을 열심히 해서 살을 빼는 게 다이어트일까? 식사량을 줄여서 살을 빼는 게 다이어트일까? 이렇게 말입니다.

결론부터 말하자면 두 가지를 동시에 병행하는 다이어트가 가장 좋습니다. 비만의 원인은 간단합니다. 섭취하는 영양소가 소비하는 에너지보다 많아서 그 여분이 몸에 지방으로 쌓이는 게 비만입니다. 활동량에 비해 많이 섭취하거나 먹는 것에 비해 적게 움직이면 발생하는 것이죠. 그래서 운동과 식이요법 두 가지를 모두 실천하는 게 가장 좋은 다이어트입니다.

인체가 소모하는 에너지는 기초대사량과 활동대사량으로 구분합니다. 기초대사량은 생명체가 생명을 유지하는 데 필요한 최소한의 에너지를 말합니다. 한 사람이 하루 동안 소모하는 총에너지의 60~70퍼센트에 달할 정도로 많은 비중을 차지합니다.

기본적으로 에너지를 많이 소비하는 사람은 몸이 알아서 기초대사량을 많이 설정합니다. 이렇게 기초대사량이 늘어나면 섭취한 에너지를 잘 태우기 때문에 비만을 방지하는 효과가 생깁니다. 운동은 활동대사량과 기초대사량을 동시에 키우는 방법인 셈입니다. 따라서 운동을 꾸준히 하면 많이 먹어도 살이 찌지 않는 체질을 만들 수 있습니다.

식이요법도 다이어트에 중요한 요소입니다. 다이어트를 한다고 해서 무조건 적게 먹기만 하면 실패할 가능성이 높습니다. 오히려 필수영양소가 빠짐없이 들어간 식단을 짜서 섭취해야 다이어트를 성공적으로 마칠 수 있습니다. 열량은 줄이되 활동하는 데 필요한 필수영양소는 철저하게 챙겨야 합니다. 건강한 다이어트 식단은 다음과 같은 조건을 갖추어야 합니다.

첫째, 굶지 않아야 하고,
둘째, 필수영양소의 균형을 맞춰야 하고,
셋째, 식욕을 통제할 정도로 허기를 누를 수 있어야 하고,
넷째, 체내 지방 성분을 효율적으로 배출해야 하고,
다섯째, 보조제 자체가 몸에 무리를 주지 않아야 하고,
여섯째, 과학적으로 효능이 입증된 것이어야 합니다.

이 모든 조건에 딱 들어맞는 식품이 바로 생식입니다. 생식은 정상적인 식사와 일상생활을 유지하면서 체중을 감량할 수 있게 합니다. 특히 생식은 섭취 기간이 길수록 체지방 감소율이 기하급

수적으로 높아진다는 데 더욱 가치가 있습니다.

한번은 병원에서 같이 일하던 직원이 본인의 딸에게 다이어트 비법을 전수했다고 말했습니다. 그녀는 하루에 두 끼는 반드시 생식을 했다고 합니다. 그래서 제가 "두 분 다 날씬한데 왜 다이어트를 하느냐?"고 물었더니 "겉으로는 날씬해도 부위별로 문제가 있다"고 말했습니다. 그러면서 생식을 서너 달 먹고 나서 완벽한 몸매로 바뀌었다고 합니다.

1차 다이어트가 체중을 줄이는 것이라면 2차 다이어트는 몸매를 만드는 것입니다. 생식은 요요 현상이 없어서 2차 다이어트에도 매우 좋습니다.

다이어트는 단순히 살을 빼는 것을 의미하지 않습니다. 다이어트의 본래 의미는 '건강 증진을 위하여 제한된 식사를 하는 일'입니다. 말하자면, 건강에 도움이 되는 식사 습관을 갖는 일이 다이어트인 셈입니다.

이 같은 다이어트의 의미는 생식의 가치와 일치합니다. 생식은 최소한의 칼로리로 몸에 필요한 모든 영양소를 고르게 공급합니다. 더군다나 자연 재료에서 그대로 가져옵니다. 이보다 더 좋은 다이어트 식단은 없는 셈입니다. 생식은 몸에 필요한 영양소를 가장 필요한 형태로 제공하는 음식이기 때문에 생식을 섭취하는 일 자체가 다이어트입니다.

1일 1생식으로 다이어트 해 보세요. 살도 빼고 건강도 챙길 수 있습니다.

항산화제로서 생식을
꼭 섭취해야 하는 이유

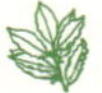

우리 몸에는 이미 매우 높은 활성을 가진 내인성 항산화제가 있어서 활성산소의 독성으로부터 방어할 준비를 하고 있습니다. 그런데 우리는 왜 외인성 항산화제를 지속적으로 섭취해야 할까요? 그 이유는 우리 몸에서 매일 발생하는 활성산소의 독성을 내인성 항산화제가 완전히 방어할 수 없기 때문입니다.

특히, 알코올 섭취나 오염물질 노출, 과도한 운동 등으로 순간적으로 다량 발생된 활성산소는 평소 항산화 방어 시스템으로는 처리할 수가 없습니다. 이렇게 방어 체계의 용량을 초과해서 활성산소가 발생하면 미처 방어하지 못한 활성산소가 순식간에 주변 세포들을 공격하여 기능을 저하시키거나 사멸하게 할 수도 있습니다.

물론 우리 몸의 방어 체계도 과도한 양의 활성산소가 발생하면 이에 대한 대응 수준을 끌어올리지만, 그러기 위해서는 많은 시간이 걸릴 뿐만 아니라 충분하지 못할 수도 있습니다. 특히, 내인성 항산화제 중 효소적 항산화제들은 활성산소를 분해하기 위해 만들어진 만큼 활성산소의 공격 대상 가운데 하나가 됩니다. 따라서 활성산소가 과도하게 발생하면 효소적 항산화제가 무력화될 가능성이 높습니다.

이런 이유로, 비록 체내에 내인성 항산화제가 합성되고 있지만 우리는 외인성 항산화제를 지속적으로 보충해야 합니다. 즉, 생명을 유지하는 동안 활성산소 자체가 지속적으로 발생하기 때문에 소모성 항산화제를 계속 보충해야 합니다. 특히 스트레스를 많이 받고, 고지방, 식품첨가물, 알코올 등의 섭취가 늘고, 흡연이 생활화되어 있는 현대인은 과거에 비해 활성산소가 발생할 가능성이 매우 높기 때문에 반드시 항산화제를 추가로 보급해야 합니다.

한편 활성산소 노화 이론에 따르면, 활성산소가 지속적으로 발생하고 이로 인한 손상이 누적되면 신체가 마모되어 노화가 유도된다고 합니다. 따라서 항산화제를 지속적으로 섭취하면 노화 속도를 늦추고 건강한 노화(Well-aging)를 유도할 수 있습니다.

5장

1일 1생식이면
일상이 행복해집니다

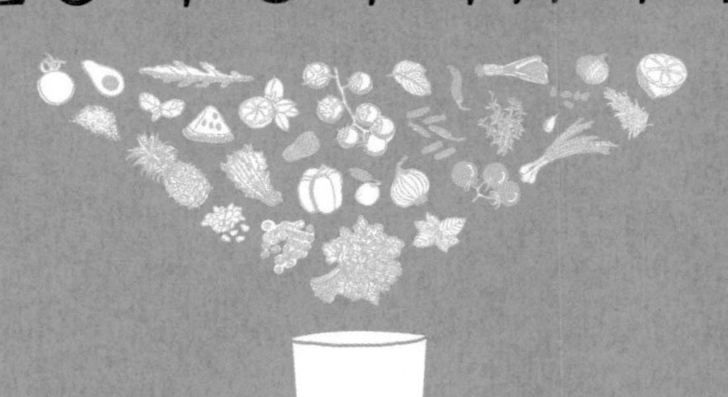

장보기의 고단함이
사라집니다
─ 간편하게 즐기는 건강식

갈수록 장보기가 힘듭니다. 마트의 식품 코너는 계속 넓어지고, 시식대에서 지글거리는 간편 요리들이 코를 자극하지만 선뜻 손이 가지 않습니다. 시설 재배 기술의 발달로 제철이 아닌데 진열되어 있는 먹을거리와 국경을 넘어온 수입 농산물은 어쩐지 미덥지 않습니다.

세상이 발전하면서 음식 종류도 다양해지고 맛도 좋아진 게 사실입니다. 하지만 이런 변화가 건강에 좋은 영향을 미치고 있지는 못합니다. 원료를 한 번 더 가공하거나 첨가제가 늘어난 것에 불

과하기 때문입니다.

간혹 '맛이 없어서 안 먹어'라고 말하는 사람들이 있습니다. 충분히 이해할 수 있습니다. 좋은 고기를 사서 양념에 재고 불에 달궈진 석쇠 위에 얹어서 구워 먹는 재미를 어찌 쉽게 포기할 수 있겠습니까?

하지만 분명한 사실은 이제 그 재미를 차츰 줄여 나가야 한다는 것입니다. 구운 고기가 몸에 얼마나 안 좋은지는 더 이상 말하기도 입이 아플 정도입니다. 좋은 영양소가 사라진 것은 말할 것도 없고 죄다 변형을 일으켜 사람 몸에 안 좋게 변한 성분만 가득합니다. 소금에 듬뿍 절인 음식과 맵디매운 음식도 줄여 나가야 합니다. 순환기에 너무 안 좋은 영향을 끼칩니다.

이제는 장을 볼 때 맛보다는 건강을 생각해야 하는 시대입니다. 건강을 생각한다고 무조건 유기농 재료만 사야 한다는 말은 아닙니다. 그보다는 오히려 제철 식재료가 무엇인지 파악하는 게 먼저입니다. 거기에 영양소가 덜 파괴되는 조리 방법을 감안해서 식재료를 선정한다면 금상첨화입니다. 맛은 그 다음에 생각하는 게 좋습니다.

입맛은 습관입니다. 맛이 없어 보이는 무가공 식재료도 지속적으로 먹다 보면 맛이 생기기 마련입니다. 구운 고기, 짜고 매운 찌개, 튀긴 음식이 차지하던 자리에 생식을 채우세요. 하루 한 끼만 생식으로 대신해도 느닷없이 닥칠 수 있는 각종 성인병의 공포에서 벗어날 수 있습니다.

장보기가 중요한 것은 어떤 재료를 고르고 어떤 요리를 하느냐에 따라 가족의 건강 상태가 달라지기 때문입니다. 비만인 가족은 식구 전체가 비만인 경우가 많습니다. 모두가 매일 비슷한 음식을 먹기 때문입니다.

반대로 날씬한 가족은 식구 전체가 날씬하기 마련이고, 이 집의 식단은 영락없이 채식 중심인 경우가 많습니다. 물론 살이 찌는 체질과 그렇지 않은 체질이 있기는 합니다. 그렇더라도, 아니 그래서 더더욱 장보기가 중요합니다.

생식은 장보기와 조리의 어려움, 가족의 건강까지 해결해 주는 고마운 음식입니다. 맛난 음식을 좋아하는 가족이라도 큰맘 먹고 3개월만 1일 1생식 해 보세요. 비싼 보험 상품 드는 것보다 훨씬 경제적입니다. 몸도 덜 고생할 게 분명합니다.

집에서 만드는
나만의 생식 레시피
─취향대로 즐기는 생식

생식은 시중에 유통되고 있는 상품을 구매해 먹는 게 일반
적입니다. 그러나 반드시 사서 먹어야 하는 것은 아닙니다. 생식
재료를 구해서 집에서 만들어 먹을 수도 있습니다. 먼저 자연 담
은 재료 준비하기입니다.

생식 재료는 어육류를 배제하고 곡채식을 원칙으로 합니다. 이
때 반드시 친환경 농법이나 유기농법으로 재배한 곡류, 채소, 과
일이어야 합니다. 유기농법은 일체의 농약과 화학비료를 사용하

지 않고 오직 퇴비만을 사용합니다. 퇴비는 토양 속 미생물의 번식을 촉진해서 천연 미네랄과 영양소를 식물에 공급해 줍니다. 이렇게 자란 식물이 결국 사람의 몸을 건강하게 만듭니다.

만일 유기농 재료를 구하기가 힘들다면 과일이나 채소를 흐르는 물에 여러 번 씻은 후 식초와 소금을 탄 물에 5~10분 정도 담갔다가 헹굽니다. 그러면 유해 물질을 상당 부분 제거할 수 있습니다.

곡식류는 도정하지 않은 통곡식, 채소는 잎, 뿌리, 줄기를 다 포함하고 있는 전체 식품이어야 합니다. 전체 식품을 먹는다는 것은 식품의 모든 부분을 먹는다는 것을 뜻합니다. 뿌리, 잎, 줄기, 열매까지 다 먹는 것입니다. 각 부위마다 가지고 있는 영양분이 다르기 때문입니다.

곡식이나 채소, 과일을 껍질째 먹으면 섬유질이나 피틱산을 충분히 섭취할 수 있습니다. 이 성분들은 농약이나 중금속 등 유해 물질을 몸 밖으로 배출하고 해독하는 기능이 뛰어납니다.

또 껍질에는 아직도 밝혀지지 않은 미량의 영양소들이 많이 함유되어 있습니다. 대부분 껍질을 벗겨서 먹는데, 가능한 한 껍질째 먹는 것이 좋습니다. 껍질째 먹으면 많이 씹게 되는 효과도 볼 수 있습니다. 침 속의 소화효소가 적절하게 분비되어 소화를 돕고 뇌를 자극하여 두뇌 활동도 활발해집니다.

수확된 식품은 시간이 지날수록 원래 가지고 있던 비타민이나 미네랄 등 영양소가 계속 줄어듭니다. 그러다 결국에는 소멸되거나 우리 몸이 사용할 수 없는 형태로 변하고 맙니다. 예를 들어, 당근에 함유돼 있는 카로틴은 산소나 광선에 쉽게 산화되어 며칠만 밖에 두어도 함유량이 급격하게 줄어듭니다. 그래서 식재료를 선택할 때는 제철에 난 것 중에서도 신선도가 높은 것을 골라야 합니다.

생식 재료가 준비되었으면, 다음과 같은 순서로 생식을 만들어 먹습니다.

1. 우선 현미를 포함해서 다섯 종류의 곡류를 준비합니다.
2. 준비한 재료는 따로따로 깨끗하게 씻은 다음 바람이 잘 통하는 실외 그늘에 돗자리나 보자기를 깔고 펴서 말립니다.
3. 재료들이 고슬고슬하게 잘 건조되면 가정용 분쇄기를 이용하거나 방앗간에서 가루로 만들어 둡니다.

4. 녹색 채소, 담색 채소, 황색 채소가 들어간 최소 다섯 종류 이상의 제철 채소와 버섯류, 해조류도 구입하여 깨끗하게 씻어 둡니다.

5. 곱게 빻은 통곡식 가루 30~40그램을 생수 200밀리리터에 타서 잘 흔들어 먹습니다. 이때 생수가 가장 바람직하지만, 기호에 따라 두유나 요구르트에 타서 먹어도 좋습니다.

6. 채소와 버섯류, 해조류도 함께 먹는데, 한 끼 섭취량은 약 400~500그램 정도입니다. 녹황색 채소 약 200그램, 담색 채소와 근채류, 버섯류, 해조류 합하여 200~300그램 비율로 먹으면 좋습니다. 필요에 따라 된장이나 소스에 찍어 먹습니다. 채소를 많이 씹어 먹기가 어렵다면 즙을 내어 마십니다.

7. 하루 세 끼를 생식으로 먹어도 문제가 없으나, 생식만 하기 어려우면 하루 한 끼만 해도 좋습니다. 위장 기능에 문제가 있는 사람은 적은 양부터 시작해 시간을 두고 서서히 양을 늘립니다.

시중 생식 제품 고르기

가정에서 생식을 만들 때는 보통 천일 건조 방법을 사용합니다. 천연에서 태양열을 이용해 건조하는 방식입니다. 비용이 들지 않고 특별한 기술이 필요하지 않다는 장점이 있지만, 건조 시간이 길어서 각 식재료의 영양소들이 감소하거나 파괴될 우려가 있습니다. 이물질이 섞일 우려도 큽니다.

재료를 사고 가공하는 비용을 생각하면 식재료의 영양소를 고스란히 유지하고 있는 생식 제품을 구매하는 것도 좋은 방법입니다. 특히 동결 건조 방식으로 만든 생식은 영양소가 잘 보전되어 있습니다. 열풍 건조 방식으로 제조한 것은 피하는 게 좋습니다. 뜨거운 바람으로 건조시키는 과정에서 다량의 영양소가 파괴되기 때문입니다.

제조사가 믿을 만한 곳인지, 재료가 친환경 원료인지, 품질 관리는 잘 되었는지, 잔류 농약 검사와 중금속 검사, 대장균 검사 등이 잘 이루어지는지도 함께 확인해야 합니다.

가장 손쉽게
건강을 플러스하는 법
−1일 1생식 맞춤 건강법

건강이나 질병은 우연히 만들어지는 게 아닙니다. 건강하다면 남다른 노력을 기울인 것이고, 질병을 얻었다면 그만큼 건강을 소홀히 한 것입니다. 일주일에 2~3차례씩 과음하면서 건강하기를 바란다면 지나친 욕심이겠지요. 그렇다고 해서 그동안 몸 관리를 너무 못했다고 큰 병을 걱정하거나 스트레스를 받을 필요도 없습니다. 그런 생각으로 스트레스를 받느니 차라리 지금 당장 건강할 수 있는 행동을 조금이라도 실천하는 게 낫습니다.

누구나 건강해지고 싶어 합니다. 그러나 많은 사람이 건강해지는 것을 복잡하게 생각합니다. 운동도 해야 할 것 같고, 음식도 좋은 것을 먹어야 할 것 같고, 그 외에 다양한 건강 정보도 얻어야 할 것 같습니다. 이렇게 해야 할 일이 많다는 생각이 들면 머리만 복잡해지고 실제로는 거의 실천하지 못합니다. 건강에 대한 생각은 아주 간단해야 합니다.

건강을 얻는 방법은 그리 복잡한 게 아닙니다. 아래 3가지 실천 과제 중 하나만 확실하게 잡으면 됩니다.

1. 스트레스 관리에 초점을 맞추겠다.
2. 신체 활성화에 전념하겠다.
3. 건강 식생활로 승부를 보겠다.

대신 이 3가지 중 하나를 선택했다면 강하게 밀어붙여야 합니다. 적당히 하면 안 됩니다. 여기서 양보한다면 건강은 계속 요원할 뿐입니다.

현재 건강 상태는 플러스와 마이너스로 나타낼 수 있습니다. 오염된 환경, 빽빽한 스케줄, 극심한 스트레스에 살고 있는 현대인의 건강 상태는 거의 마이너스 점수입니다. 여기에 흡연, 음주, 컴퓨터 게임, TV 시청을 비롯해 부부 문제, 자녀 문제, 직장 문제, 재정 문제 등 수많은 스트레스가 우리의 건강을 항상 마이너스로 만듭니다. 사실 현대인의 건강이 무너지는 것은 시간문제나 다름없습니다.

마이너스 건강 상태를 극복하기 위해서는 반드시 강력한 플러스 요인을 만들어야 합니다. 그래서 3대 실천 과제 중 한 가지라도 확실하게 확보하는 게 중요합니다. 하나에 집중하는 이유가 있습니다. 하나의 건강 습관에 재미를 붙이면 덩달아 다른 건강 행태로 가고 싶은 열망이 생깁니다. 플러스 요인이 눈덩이처럼 커질 수 있습니다. 그래서 한 가지가 일단 중요합니다.

플러스 점수를 얻기 위해 큰 것을 해 내겠다는 생각을 할 필요는 없습니다. 작더라도 플러스 점수를 부지런히 모으면 몸은 플러스 건강 상태가 됩니다. 그러면 이제 유형별로 플러스 건강법을 소개하겠습니다.

먼저 스트레스 관리법입니다.

식생활을 바꿀 생각은 없다. 운동에도 취미 없다. 그러나 건강하게 살고 싶다. 이렇게 이야기하는 사람이 있습니다. 참 욕심이 많아 보입니다. 그렇다고 방법이 없는 것은 아닙니다. 물론 꽤나 어려운 처방이긴 하지만, 바로 이것입니다.

"앞으로 절대 스트레스 받지 말라. 절대 긍정의 자세로 무엇이든 감사하며 살라."

아무리 잘못된 식생활을 갖고 있고 운동량이 부족하더라도 결정적인 요인이 없으면 그런대로 건강이 유지됩니다. 그런데 이 처방도 못 하겠다면 방법이 없습니다. 병을 얻어 고생하다가 다른 사람보다 일찍 저세상으로 가는 수밖에 없습니다. 친구보다 일찍 죽는 것도 불행한 일이지만, 질병을 얻어 수년 동안 현저하게 떨어진 삶의 질 속에서 사는 것은 훨씬 불행한 일입니다.

두 번째는 신체 활성화입니다.
먹는 것만큼은 양보할 수 없다는 사람이 있습니다. 타고나기를 육류를 좋아해서 채식 중심의 식생활을 할 수 없는 사람들입니다. 이런 사람들에게는 이런 솔루션을 제안합니다.

"고기도 먹고 패스트푸드를 먹어도 좋다. 그 대신 하루 한 시간씩 죽어라 뛰어라."

몸속으로 유해 물질이 들어와도 운동으로 신속하게 산화시켜 내보내면 문제가 없습니다. 대신 조건이 있습니다. 한 시간을 뛰되 땀에 흠뻑 젖도록 뛰어야 합니다.

마지막으로 건강한 식생활입니다.
스트레스 관리에도, 운동에도 자신이 없다면 최상의 식생활로 승부를 봐야 합니다. 유해 물질이 몸속으로 들어오는 것을 사전에 차단하는 것입니다. 이런 사람이 꼭 지켜야 할 계명이 있습니다. 바로 이것입니다.

"철저한 자연식이나 생식을 실천하라."

철저한 자연식은 실천하기가 쉽지 않습니다. 매일 오곡밥이나 현미밥에 유기농 채소와 깨끗한 과일을 먹으려면 손이 많이 갑니다. 매번 자연식으로 도시락을 싸서 회사에 다니는 일도 만만치 않습니다.
생식이 대안입니다. 자연식보다 훨씬 편하고 하루 한 끼면 충분합니다. 아침은 생식과 과일, 점심은 일반식으로 자유롭게, 저녁은 기존 식사량의 반만 먹고 취침하면 됩니다. 에너지를 많이 써야 한다면 건강식품, 죽, 누룽지 등으로 보충하면 됩니다.

이 3가지 중에 한 가지만 확실하게 해도 되지만, 2가지를 50퍼센트씩 하거나 3가지를 조금씩 실천해도 무방합니다. 어떻게 하든 플러스 점수만 모으면 건강을 지킬 수 있습니다.

예를 들면 이렇습니다. 식생활 영역에서는 녹차와 당근즙을, 신체 활성화 영역에서는 아침 산책과 온랭교대법을, 스트레스 관리 영역에선 음악 감상과 낮잠을 즐기면 상당한 플러스 점수를 확보할 수 있습니다. 이 정도가 가능하다면 '일주일에 두 번 음주'와 '하루 한 갑 흡연', 가끔 '족발과 삼겹살'을 먹더라도 건강을 유지할 수 있습니다.

건강은 실천입니다. 자신이 할 수 없는 것, 흥미 없는 것에 집착할 필요가 없습니다. 잘할 수 있는 것에 집중하면 됩니다. 총점만 플러스로 만들면 건강이 유지됩니다. 이미 잘 되는 영역은 그대로 두고 나머지 영역에서 플러스를 늘리다 보면 최상의 건강을 향해 가게 됩니다.

한 보험회사에서 특강을 했습니다. 강의를 마치고 나오는데 담당 임원이 점심을 함께 먹자고 했습니다. 혈색이 매우 좋고 생동감이 넘치는 분이었습니다. 그런데 그는 줄담배를 피우는 애연가라고 고백했습니다. 궁금해서 물었습니다. "혈색은 정말 좋으시네요. 그렇게 담배를 피우고도 건강을 유지하는 비결이 있습니까?" 그랬더니 "저는 주말마다 등산을 합니다. 20년 동안 빠져 본 적이 없어요. 거기서 모든 스트레스를 날려 버리고 맑은 공기를 마음껏 마십니다"라고 이야기했습니다. 그때 순간적으로 떠오른 개념이 바로 '플러스 건강법'이었습니다.

술, 담배를 절대 못 끊는 사람에게 계속 부담을 주면 더 괴로워합니다. 잔소리는 효과가 없습니다. 창조적인 대안이 필요합니다. 플러스 요인을 찾으십시오. 총점을 높이십시오. 수능시험에서 한 과목의 점수가 낮아도 총점이 높으면 좋은 대학에 갈 수 있습니다. 자신에게 맞는 맞춤 건강법으로 총점을 높이면 됩니다.

세대별로 즐기는 '칵테일 생식'
-DNA 칵테일 프로그램

사람들은 건강하기 위해서 따로 특별한 무언가를 해야 한다고 생각합니다. 밥은 밥대로 먹고, 건강식품은 건강식품대로 먹고, 병은 병원에서 치료하면 된다고 생각합니다. 건강한 생활 습관을 들이면 된다고는 생각하지 못합니다. 그 사이 우리의 몸은 조금씩 망가지고 있습니다.

건강은 100퍼센트 생활 습관입니다. 식습관, 수면 습관, 운동 습관 등이 어우러져 건강이 만들어집니다. 실제로 생활에서 몇 가지 원칙만 잘 지킨다면 건강을 위해 따로 노력을 기울일 필요는 없습니다.

칵테일이라는 음료가 있습니다. 1900년대 초 미국에서 만들어져서 1차 세계대전과 함께 대중화된 혼합 음료입니다. 재료의 종류, 배합 비율, 그리고 그것을 만들어 내는 바텐더의 손맛에 따라 원료의 맛을 뛰어넘는 빼어난 음료가 될 수 있습니다. 그렇기에 음료 분야에서 유일하게 예술의 경지에 오르기도 했습니다. 말하자면, 하나의 원료는 한정된 특성을 가지고 있지만 몇 가지를 섞으면 예상하지 못한 새로운 특성이 생겨나는 것입니다. 칵테일의 묘미는 바로 여기에 있습니다.

이 칵테일의 원리를 건강 증진 요법에 적용한 것이 바로 칵테일 프로그램입니다. 우리 몸이 필요로 하는 영양을 고르게 공급하기 위해 다양한 방법으로 다양한 영양소를 섭취하는 것을 의미합니다. 마치 칵테일 음료처럼 다양한 영양소를 조합하여 섭취하면 영양소들이 시너지 효과를 내서 건강 증진에 큰 도움을 받을 수 있습니다.

DNA 칵테일 프로그램은 15년 생식 노하우를 바탕으로 제가 직접 만든 건강 프로그램입니다. 여기서 D는 독소를 뜻하는

DNA 칵테일 프로그램

N(영양 강화 단계) : 영양 보충, 영양 균형
깨끗해진 몸에 영양소를 공급하는 단계입니다.

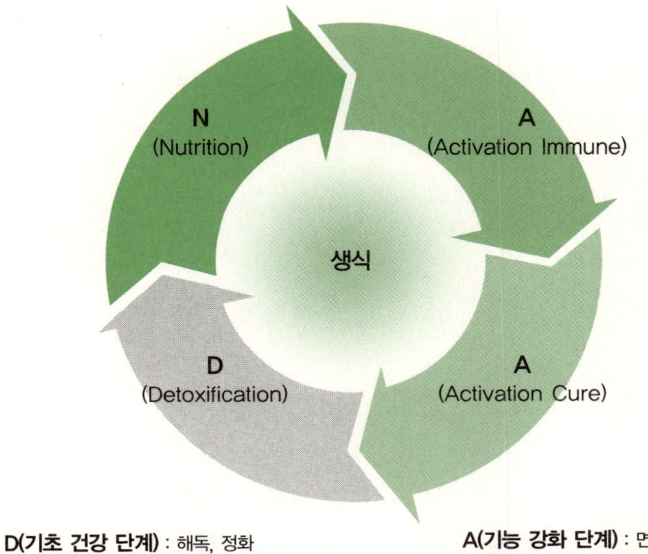

D(기초 건강 단계) : 해독, 정화
노폐물을 배출하여 맑은 몸을 유지하는 단계입니다.

A(기능 강화 단계) : 면역, 신체 활성화
내 몸에 맞는 건강 레시피를 선택하는
단계입니다.

Detoxification의 첫 자로, 몸에 쌓인 독소를 해독하고 몸을 맑게 하는 디톡스 영양 요법입니다. N은 영양을 뜻하는 Nutrition의 첫 자로, 몸에 가장 이로운 영양소를 집중적으로 섭취하는 영양 균형 요법입니다. A는 활성화를 뜻하는 Activation의 첫 자로, 정상

적인 신체 시스템을 만들어 주는 신체 활성화 요법입니다.

지금껏 많은 사람이 DNA 칵테일 프로그램으로 건강을 되찾았습니다. 질병 예방과 건강 증진에 적합한 프로그램으로 인정받고 있습니다. 영양 불균형의 원인을 제거하고 필요한 영양을 공급하여 최적의 건강 상태를 유지하는 데 도움을 주는 프로그램입니다.

생식 하나면
평생 건강이 안심입니다
- 현대인의 필수 건강보험

언젠가 고도원 아침편지 문화재단 이사장의 '기사회생'이
라는 글을 읽고 새삼 많은 것을 느낀 적이 있습니다.

기사회생(起死回生)

생식은 기사회생의 요법이다. 이러한 나의 확신은 개인적
인 경험에서 시작되었고 환우들과 생활하면서 신념으로 굳

어졌다. 순수한 채소와 곡식, 나무 열매 등만을 자연 생태에 가장 가까운 형태로 섭취하는 식생활을 계속하면 건강을 지킬 수 있을 뿐만 아니라 난치병도 치유할 수 있다. 자연에 맞고 체질에 맞는 건강한 식생활로 돌아가는 근본적 개혁이다.

-장두석의《사람을 살리는 생채식》중에서-

저도 생식으로 기사회생한 사람의 하나입니다. 말 그대로 '거의 죽을 뻔하다가 다시 살아났다'는 뜻이지요. 입으로 들어가는 음식이 그 사람의 모든 것을 결정합니다. 음식 하나만 잘 먹어도 건강을 오래 지킬 수 있고, 잘못된 체질 개선과 기사회생의 기적도 경험할 수 있습니다.

고 이사장은 김대중 대통령 시절 비서관으로 일하면서 대통령의 연설문 전담 업무를 맡았습니다. 늘 긴장과 스트레스 속에서 살다 보니 어느 정도 시간이 지나자 탈진 상태까지 이르게 되었습니다. 몸이 이상하다고 느꼈을 때는 이미 더 이상 움직일 수 없는 지경이었습니다. 그 무렵 생식을 알게 되었고, 생식을 상용한 이후 이른바 '기사회생'하게 되었습니다.

사실 생식은 시중에 출시된 제품을 이르는 말이 아닙니다. 자연식, 생채식이 모두 포함된 말입니다. 자연의 산물을 그대로 가져온 음식이라는 뜻입니다. 그래서 생식의 효과는 탁월합니다. 임상으로 드러난 효과만 해도 상상을 초월합니다. 암, 당뇨, 고혈압, 고지혈증, 비만 등 현대인이 가장 무서워하는 질병에 탁월한 효과를 보입니다.

평소에 꾸준히 섭취하면 질병을 모두 예방하는 효과도 있고, 하루하루가 상쾌합니다. 생식을 먹으면 몸과 마음이 가벼워집니다. 아침을 생식으로 식사하면 오전 내내 속이 편합니다. 정신이 맑아져 무엇을 하든 집중이 잘되고 일이 즐거워집니다. 수험생은 잠을 덜 자고도 맑은 정신으로 수업을 받을 수 있고, 직장인은 업무 효율을 극대화시킬 수 있습니다. 몸매 유지에도 좋습니다. 생식을 꾸준히 복용하면 불필요한 뱃살이 생기지 않습니다. 생식 예찬은 끝이 없습니다.

저는 지금까지 15년 가까운 시간 동안 생식을 연구했습니다. 더 나은 생식을 꾸준히 세상에 내놓았고 생식의 효능을 설파해 왔습니다. 지칠 만도 하지만, 생식만 생각하면 늘 피가 끓어오릅니다. 정말로 좋은 음식이기 때문입니다. 사업만 생각했으면 이런 열정은 생기지 않았을 거라 생각합니다. 제가 스스로 체험하고 주변이 공감하고 있어서 생식을 전파해야 한다는 의무감이 줄어들지 않습니다. 생식은 살아 있습니다.

누가 뭐라 해도 저는 대한민국 최고의 생식 애호가이며 '생식 홀릭'입니다. 하루라도 생식을 먹지 않으면 마음이 불편합니다. 국내에서는 생식 구하는 일이 쉬워서 그나마 다행인데, 해외여행을 하다 보면 생식이 부족할 때가 있습니다. 그렇게 며칠만 아침 식사를 일반식으로 해도 몸무게가 늘고 배가 나오기 시작합니다. 여행하는 내내 기분이 찝찝합니다. 그러다 귀국해서 며칠 생식으로 아침 식사를 하면 체중과 몸매가 원상회복됩니다. 정말 놀라운 일입니다.

생식의 효과 중에 중요한 한 가지를 꼽으라면 바로 디톡스 효과입니다. 언제 생식을 먹든 하루 한 끼라도 생식을 먹고 나면 다음날 아침 쾌변을 보게 됩니다. 섬유질과 살아 있는 효소가 몸을 청소해 준 것입니다. 변비와 잔변감이 완전히 해소되고 몸이 날아갈 듯 가벼워집니다. 그렇게 3개월만 꾸준히 복용하면 몸은 '최적 상태'로 돌아갑니다.

저는 언제 어디서나 '강행군'을 좋아합니다. 그러다 보니 평범한 사람이 보면 무리한다 싶은 일정을 부랴부랴 소화하는 듯 보입니다. 게다가 생식을 며칠 못 먹으면 입안이 헐고 두피나 얼굴에 뾰루지가 생기는 경우가 있습니다. 면역 저하로 생긴 증상입니다. 그런데 생식을 먹으면 이틀이 안 되어 이 증상들은 거짓말같이 사라집니다.

생식은 한 마디로 면역 밥상입니다. 몸에 좋은 것은 다 모아 놓은 최고의 영양식이고 건강식입니다. 생식은 인체의 면역 기능을 높이고 질병 상태에서 건강 상태로 빨리 회복시켜 주는 역할을 합니다. 암이나 알레르기, 바이러스 질환 등은 모두 면역과 밀접한 관계가 있습니다. 이런 질병들은 걸리면 약이 없습니다. 예방이 최선의 치료입니다. 생식은 '현대인의 필수 건강보험'이라고 생각합니다.

저는 불과 몇 년 전까지만 해도 1년에 100번 정도 비행기를 탔습니다. 수십 개 국을 순회하며 강의, 세미나, 설교, 의료봉사 등 엄청난 일정을 소화했습니다. 이 일정을 소화하려면 엄청난 스태미나가 필요합니다. 그런데도 저는 단 한 번도 지치지 않고 모든

일정을 성공적으로 마무리했습니다. 그 살인적인 일정에도 지치
지 않은 것은 생식 덕분입니다.

보통은 고기를 먹어야 스태미나가 생긴다고 믿습니다. 그건 맞
는 생각이 아닙니다. 육식은 동물성 지방과 단백질이 열량으로 바
뀌는 시간이 짧기 때문에 힘이 솟구치는 것처럼 느껴질 뿐이지 스
태미나와 아무 관련이 없습니다. 반대로 생식은 스태미나를 꾸준
히 유지할 수 있게 해 줍니다.

인생은 장기전입니다. 그렇다면 당연히 생식입니다.

입맛을 살리는
생식 레시피 6

생식 + 두유

재료 : 이롬 생식 45 1봉지, 황성주 우리 콩 두유 1팩

레시피 : 생수 대신 두유에 생식을 타서 먹으면 고소한 맛과 풍부한 영양을 함께 즐길 수 있습니다. 유리볼에 이롬 생식 45와 황성주 우리 콩 두유를 넣고 알갱이가 없어질 때까지 골고루 섞은 다음 컵에 따라 마십니다.

영양 : 열량 278㎉ / 탄수화물 41.4g / 단백질 11g / 지방 8.1g

생식 + 플레인 요구르트

재료 : 이롬 생식 45 1큰술, 플레인 요구르트 1개

레시피 : 생식을 색다르게 즐기고 싶다면 새콤한 플레인 요구르트에 고루 섞어 숟가락으로 떠먹는 방법이 있습니다. 플레인 요구르트가 포

만감을 더해 주고 장의 활동을 촉진시켜 아침 식사 대용으로 좋습니다.

영양 : 열량 173.3㎉ / 탄수화물 30.8g / 단백질 5.7g / 지방 3.2g

생식 + 꿀

재료 : 이롬 생식 45 1봉지, 꿀 1큰술, 생수 1컵

레시피 : 생식이 입에 맞지 않거나 어린아이에게 먹이려면 천연의 단맛을 더하는 것도 방법입니다. 유리볼에 생수 1컵과 이롬 생식 45 1봉지를 넣어 멍울이 지지 않도록 고루 섞은 다음 꿀을 넣어 마저 섞습니다. 기호에 따라 꿀의 양은 가감합니다.

영양 : 열량 204㎉ / 탄수화물 45g / 단백질 5g / 지방 1.5g

생식 + 메밀차

재료 : 이롬 생식 45 1봉지, 메밀차 티백(또는 메밀차) 1개, 따뜻한 물 1컵

레시피 : 유리볼에 따뜻한 물 1컵을 담아 메밀차 티백을 우립니다. 티백을 꺼내고 이롬 생식 45 1봉지를 넣어 멍울이 지지 않도록 고루 섞은 다음 컵에 붓습니다. 메밀차 특유의 향기가 은은하게 퍼져 생식을 더 맛있게 즐길 수 있습니다.

영양 : 열량 211㎉ / 탄수화물 43g / 단백질 7g / 지방 2.1g

생식 + 메이플 시럽

재료 : 이롬 생식 45 1/2봉지, 메이플 시럽 2큰술, 따뜻한 물 1컵

레시피 : 단풍나무 수액으로 만든 메이플 시럽은 단맛과 함께 특유의 향이
있어 생식과 혼합해 음료로 만들어 먹으면 풍미가 좋습니다. 유리
볼에 따뜻한 물 1컵과 이롬 생식 45 1/2큰술, 메이플 시럽 2큰술을
넣고 멍울이 지지 않도록 고루 섞은 다음 컵에 붓습니다. 식사 대용
으로 먹을 것이라면 생식을 1봉지로 늘리고 식성에 따라 메이플 시
럽을 가감합니다.

영양 : 열량 158kcal / 탄수화물 36.6g / 단백질 2.5g / 지방 0.8g

생식 + 과일 + 두유

재료 : 이롬 생식 45 1/2봉지, 딸기 3개, 바나나 1/2개, 황성주 우리 콩 두유
1팩

래시피 : 딸기는 꼭지를 떼어 내고 흐르는 물에 깨끗이 씻은 다음 2~4조각
으로 썰고 바나나도 먹기 좋게 한입 크기로 자른 다음 믹서에 이롬
생식 45와 황성주 우리 콩 두유와 함께 넣고 곱게 갈아 컵에 붓습
니다. 식성에 따라 생식의 양을 가감하면 됩니다.

영양 : 열량 244kcal / 탄수화물 36.6g / 단백질 9.4g / 지방 7.4g

가족 건강을 챙기는
생식 레시피 3

남편의 활력 증진을 위한 '마 요구르트 생식'

재료 : 이롬 생식 45 2/3봉지, 마 1/2개, 플레인 요구르트 1개

레시피 : 껍질을 벗긴 마를 큼직하게 썰어서 이롬 생식 45, 플레인 요구르트

와 함께 믹서에 넣고 곱게 간 다음 컵에 붓습니다. 단맛을 원할 때

는 꿀을 넣어 같이 갈아 마시는 것도 좋습니다. 요구르트 대신 두유

를 넣으면 고소한 맛이 더해지고 목 넘김도 수월합니다.

영양 : 열량 253㎉ / 탄수화물 47g / 단백질 9.4g / 지방 7.4g

아내의 안티 에이징을 위한 '두부 두유 생식'

재료 : 이롬 생식 45 1봉지, 두부 1/2모, 황성주 우리 콩 두유 1팩

레시피 : 생으로 먹을 수 있는 두부를 큼직하게 썬 다음 이롬 생식 45와 황

성주 우리 콩 두유를 믹서에 넣어 곱게 간 다음 컵에 붓습니다. 담

백한 두부와 두유를 생식과 같이 갈아먹으면 고소하고 담백한 맛은 물론 여성호르몬 생성에도 도움을 주어 안티 에이징 효과를 얻을 수 있습니다. 견과류나 검은깨 등을 같이 넣고 갈아 주면 더 고소합니다.

영양 : 열량 357㎉ / 탄수화물 44g / 단백질 19g / 지방 11g

아이의 성장 발육을 위한 '견과류 믹스 두유 생식'

재료 : 이롬 생식 45 1/2봉지, 견과류 믹스 1/2컵, 황성주 우리 콩 두유 2팩

레시피 : 믹서에 이롬 생식 45와 견과류 믹스, 황성주 우리 콩 두유를 넣고 곱게 간 다음 컵에 붓습니다. 기호에 따라 꿀이나 올리고당을 첨가해도 좋습니다. 견과류는 아이들의 두뇌 발달을 촉진합니다. 모든 영양소가 고루 함유된 생식에 견과류까지 더해지면 아이들의 두뇌 발달을 위한 효과적인 영양식이 됩니다.

영양 : 열량 588㎉ / 탄수화물 39g / 단백질 23g / 지방 39g

1일 1생식으로
인생을 바꾼 사람들

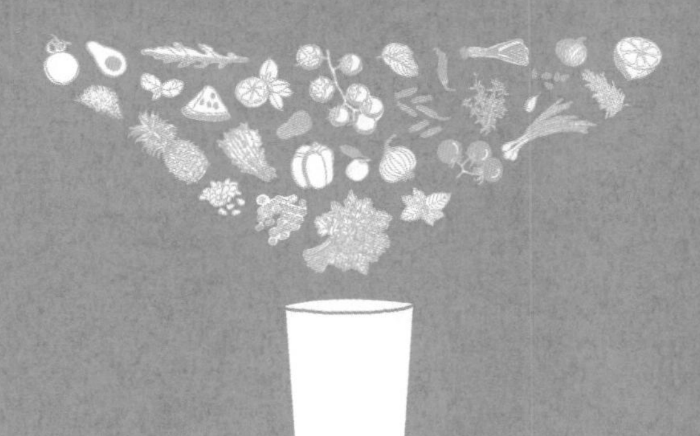

"선천성 병을 앓는 아들이
웃음을 찾았어요!"

춘천에 사는 김지미(가명) 씨는 선천성 기형으로 태어난 둘째 아들 준호(6세, 가명)가 생식을 알게 되면서 건강하게 생활하고 있다는 사실이 생각만 해도 눈물 나게 고맙다고 말합니다.

김지미 씨는 원래 임상병리사였습니다. 아픈 사람들에게 도움을 주는 일을 오랫동안 해 왔지만, 둘째가 선천적으로 장애를 안고 태어나면서 그 일을 그만두었습니다.

"아이가 8세가 될 때까지 수술과 회복을 반복해야 한다고 하니

어쩌겠습니까? 옆에서 아이를 돌보는 게 제 일이 되었습니다. 검사 결과에 따라서 언제 어떻게 수술을 하게 될지 모르거든요."

준호는 두 개의 머리뼈가 붙어서 태어났습니다. 정기 검사를 꾸준히 받아야 하고, 검사 결과에 따라 수술을 해야 합니다. 올해도 수술이 예정돼 있습니다.

"아이에게는 굉장히 큰 수술이에요. 보통 5~6시간 정도 걸립니다. 옆에서 지켜보고 있는 것도 힘들어요. 그러니 아이는 얼마나 힘들겠어요."

수술대에 오르는 것은 어른이나 아이나 심신을 많이 지치게 합니다. 그걸 여섯 살짜리가 벌써 4년째 견디고 있는 것이죠. 그 어려운 수술을 견뎌야 하는 준호에게는 기초 체력이 아주 중요합니다. 평소 잔병치레를 하지 않도록 세심하게 관리해 줘야 합니다. 갑자기 수술을 받아야 할 때 감기라도 걸려 있으면 중요한 시기를 놓칠 수도 있기 때문입니다. 아이들은 성장이 빨라서 시기를 잠깐만 놓치면 수술이 매우 어려워질 수 있습니다. 김지미 씨가 아이 곁에 늘 있어야 하는 이유도 바로 여기에 있습니다.

"아이의 면역력을 높이는 것이 가장 중요했어요. 여기저기 좋다는 방법들을 알아보고 찾아다녔어요. 그러다가 만난 게 바로 생식입니다."

김지미 씨는 생식을 알고 난 후 지체하지 않고 준호에게 생식을 먹였다고 합니다. 그리고 3개월이 지나자 준호에게 놀라운 변화가 일어났습니다. 늘 감기를 달고 살던 아이가 보통 아이 이상으로 건강해진 것입니다.

"2009년 신종플루가 전국적으로 유행할 때도 모르고 지나갔어요. 수술 후에도 회복이 굉장히 빨라졌습니다. 지금도 생식이 아주 고맙고 감사합니다."

김지미 씨는 더 이상 임상병리사 일을 하지 않습니다. 2010년부터 생식 전도사가 되었기 때문입니다.

"제가 직접 경험하고 나니 우리처럼 질병으로 고생하는 사람들에게 생식을 소개해 주고 싶었습니다. 아직 많은 고객을 만나지는 않았지만, 보람을 갖고 일하고 있어요. 이만큼 좋은 일도 없다고 생각합니다."

지난 몇 년 동안 눈물로 보냈다는 김지미 씨는 이제 웃을 일이 많아졌다고 합니다.

"나이가 만든 질환들 완치되니
다시 젊어진 기분!"

전재인(가명) 씨는 원래 지병이 많은 체질이었습니다. 특히 갱년기를 지나면서 관절, 자궁, 위가 더 나빠졌고 갑상선 저하증까지 왔습니다. 안색은 늘 좋지 않았습니다. 그러던 어느 날 자궁근종까지 발견되었습니다. 크기도 지름 5.7센티미터로 꽤나 컸습니다. 체질을 개선하지 않으면 큰일 나겠다 싶어서 주변을 수소문해 찾아낸 게 생식입니다.

"생식을 세 달쯤 섭취했나 봐요. 병원에서 검사를 받았는데, 담

당 의사가 깜짝 놀라는 거예요. 왜 그러느냐고 물었더니, 자궁근
종이 3센티미터로 줄었다고 했어요."

생식 효과를 톡톡히 본 전재인 씨는 내친김에 관절과 갑상선을
고쳐 보겠다고 1일 1생식을 1일 2생식으로 늘렸다고 합니다. 그
렇게 세 달이 더 지나자 효과가 나타나기 시작했습니다. 수십 년
괴롭히던 무릎 관절 통증이 거짓말처럼 사라졌고 갑상선 저하증
도 몰라보게 개선되었습니다.

"자궁과 관절이 좋아진 것만으로 크게 감사했어요. 사실 위는
욕심이 없었어요. 워낙 선천적으로 좋지 않았으니까요."

다른 곳이 너무 안 좋아서 위까지 좋아지는 것은 관심이 없었
습니다. 그런데 어느 날 문득 생각해 보니 위가 많이 편안해진 것
을 알게 되었습니다. 병원에 가서 위 내시경 검사를 받았는데, 수
십 년 동안 자신을 괴롭혀 오던 위궤양이 위염으로 경미해졌다는
결과를 얻었습니다. 전재인 씨에게는 기적 같은 일이었습니다. 벌
써 3년째 생식을 섭취하고 있는 전재인 씨는 지금 '내가 언제 병
을 달고 살았나?' 싶을 정도로 몸이 좋아졌습니다.

전재인 씨가 효과를 보니까 다른 가족들이 고무되었습니다. 직장에 다니는 딸과 대학생 아들은 물론이고 세상에 둘도 없는 건강 체질인 남편조차도 생식 마니아가 되었다고 합니다. 그야말로 가족 전체가 생식으로 건강을 지키고 있는 셈입니다.

생식 혜택을 본 것은 전재인 씨의 동서도 마찬가지였습니다. 동서는 학교 선생님입니다. 목을 많이 써야 하는 직업이다 보니 폐와 기관지가 늘 좋지 않다고 합니다. 전재인 씨는 면역력과 관련 있을 거라는 생각을 하고 동서에게 생식을 권했습니다. 그리고 두 달쯤 지났을 때 동서에게서 폐와 기관지가 몰라보게 좋아졌다는 전화가 걸려 왔다고 합니다.

이게 끝이 아니었습니다. 동서가 폐와 기관지 질환을 극복한 살아 있는 성공 모델이 되면서 동료 선생님들이 생식을 먹기 시작한 것입니다. 그래서 그 학교 선생님, 특히 여자 선생님은 거의 모두가 생식을 상시 섭취하고 있다고 합니다.

"언제 큰 병 앓았던가 싶을 만큼
건강해졌어요"

안연희(가명) 씨는 지난 연말 갑상선암 수술을 받았습니다. 세 번째 전신 마취가 버겁기도 했고 나이 역시 적지 않아서 수술 이후에는 정말 힘들었습니다. 다행히 수술 경과는 좋았지만 아직까지는 환자라는 수식어가 붙어 있습니다.

누구나 그렇겠지만, 안연희 씨도 암에 걸리기 전까지는 건강에 대해 관심을 기울이지 않았습니다. 이번에 큰일을 치르면서 건강에 대해 다시 생각하게 되었습니다.

"그동안은 정말 건강했어요. 그게 오히려 건강을 해친 원인이었던 것 같습니다. 늘 건강하니까 건강의 소중함을 모르고 몸을 돌보지 않았던 거지요. 하지만 암 발병 이후 암세포 제거 수술이 얼마나 힘들고 회복이 더디고 사람을 바닥으로 몰고 가는지 깨달았습니다. 조금만 움직여도 식은땀이 흐르고 손가락 하나 까딱하기도 힘이 드는 현실. 정말이지 견디기 힘든 시간이었습니다."

사실 안연희 씨는 생식을 오래 전에 알고 있었습니다. 미국에서 공부하고 있는 아들이 기숙사 생활을 하면서 아토피를 심하게 앓았는데 2년 동안 생식을 먹이고 효과를 본 적이 있었기 때문입니다. 그래서 언제고 몸이 아프게 되면 생식을 찾아야겠다고 마음먹고 있었고, 이번에 암 수술을 하면서 비로소 생식을 먹게 된 것입니다.

생식을 먹으면서 안연희 씨는 이내 몸이 가벼워지는 것을 느꼈습니다. 3일 째 되는 날에는 방귀가 쉬지 않고 나와서 좀 창피하기도 했고, 일주일째 되는 날부터는 상체와 얼굴에 좁쌀만 한 돌기가 울긋불긋 솟아나서 외출을 삼가기도 했습니다. 명현반응입니다. 하지만 이후부터는 날이 갈수록 몸이 가벼워졌습니다.

"3개월 정도 1일 1생식을 한 것 같아요. 갑자기 선잠에서 잠이 깨는 것 같은 기분이 들더니 몸이 아주 가벼워졌습니다. 뭐라고 설명을 해야 하나? 몸이 확 깨어나는 것 같은 경험이었습니다. 이후 제 몸은 마치 처녀 시절처럼 건강해졌습니다."

자신이 직접 생식의 효능을 경험하고 나자 주변사람들에게 생식을 소개하기 시작했습니다. 첫 번째 대상은 17년째 당뇨를 앓아 온 남편이었습니다.

"남편은 처음에 이 조그만 생식으로 어떻게 한 끼가 되느냐며 투덜댔지만 보름쯤 지나자 희한하게도 생식만 먹어도 배가 안 고프다고 하더라고요. 한 달 쯤 지나자 소변 색깔이 정상으로 돌아왔다고 환호성을 질렀습니다."

3개월째 생식을 복용하고 있는 남편은 현재 당뇨 수치가 정상치까지 떨어졌습니다. 검게 죽어 있던 피부도 하얗게 윤기가 돌면서 주변으로부터 '어떻게 건강을 되찾았느냐?'는 인사 받기에 바쁘다고 합니다. 합병증을 걱정하던 남편은 이제 아무 걱정이 없습니다.

"이제 뇌경색이나 뇌출혈도
걱정 없습니다"

김홍석(가명, 67세)·곽인실(가명, 61세) 씨 부부는 큰아들 김현철(가명, 39세) 씨 부부와 함께 삽니다. 근래 보기 드물게 3대가 함께 사는 가정입니다. 10년 가까이 아무 문제없이 행복하기만 했던 이 가정에 얼마 전부터 근심거리가 생겼습니다. 가족 건강에 갑작스럽게 비상이 걸린 것입니다.

회사에서 정년퇴직하고 5년 전부터 개인택시를 운전하고 있는 김홍석 씨가 지난해 고혈압 진단을 받았고, 곽근실 씨는 내당성 당뇨로 혈압 수치가 불안해졌습니다. 모두 심각한 운동부족이 주

원인입니다. 아들 김현철 씨도 최근 체중이 급격하게 증가해 당뇨, 고혈압 등이 의심스런 상황입니다. 영업 부서 특성상 회식이 잦고 식사가 불규칙해서 생긴 결과입니다.

식구의 건강에 비상이 걸리자 곽인실 씨는 음식을 바꾸기로 하고 각기 다른 증세에 모두 효능이 있는 식단을 찾기 시작했습니다. 그렇게 해서 찾은 게 바로 생식입니다. 곽인실 씨 가족은 6개월 전부터 생식을 복용하기 시작했고, 이제 서서히 효과를 보고 있습니다.

가족 중 생식을 하루 1회 이상 꾸준히 섭취한 사람은 곽인실 씨와 아들 김현철 씨였습니다. 그런데 두 사람은 기호에 따라 서로 다른 방법으로 실천했습니다. 곽인실 씨는 매일 아침 물 한 컵에 타서 섭취했고, 김현철 씨는 저녁 식사로 저지방우유 500밀리리터에 섞어서 섭취했습니다. 두 사람 모두 처음에는 금세 찾아오는 허기 때문에 힘들었지만 이내 적응이 되었다고 합니다.

두 사람에게 가장 먼저 나타난 효과는 체중 감량입니다. 아침에 생식을 먹은 곽인실 씨는 6개월 동안 4킬로그램이 빠졌고, 저녁에 생식을 먹은 김현철 씨는 무려 9킬로그램이 빠졌습니다. 김현철 씨는 "처음에는 몸무게가 너무 많이 빠져서 오히려 걱정이었습니다. 두 달 만에 6킬로그램이 빠졌으니까요. 이러다 큰일 나는 게 아닌가 싶었습니다. 다행히도 이후는 감량 속도가 줄었습니다. 특히 뱃살이 많이 빠졌고, 혈색도 좋아졌습니다. 전체적으로 몸의 균형이 잡혔습니다"라고 말했습니다. 현재 키 175센티미터에 몸무게가 75킬로그램인데, 70킬로그램까지 빼서 완벽하게 건강해지겠다고 합니다.

체중 감량은 덜했지만, 목적을 제대로 달성한 쪽은 곽인실 씨였습니다. 당 수치와 혈압이 모두 정상으로 돌아왔습니다. 비싼 약으로도 잡히지 않던 당뇨와 혈압을 생식 섭취 6개월 만에 잡은 것입니다. 당뇨와 혈압이 완전히 사라졌다고 할 수는 없겠지만, 1일 1생식 6개월 만에 정상 수치가 된 것은 사실입니다. 의사로부터 '완치' 진단을 받을 때까지 1일 1생식을 실천하겠다고 말했습니다.

사실 1일 1생식 6개월 섭취로 가장 큰 성과를 본 주인공은 따로 있습니다. 바로 김홍석 씨입니다. 일흔이 가까워지면서 건강에 대한 관심이 고조될 수밖에 없었습니다. 특히 혈압이 너무 높아서 늘 걱정이었습니다. 성인 평균 혈압 수치보다 보통 50이나 더 높았습니다. 의사로부터 '택시 일을 그만두고 병 치료에 집중하라'는 이야기도 수차례 들었습니다. 그래도 일을 그만두면 아예 드러

누울 것 같아서 그렇게 하지는 못했습니다. 다른 방법을 강구하다가 찾은 게 바로 생식입니다.

김홍석 씨에게 1일 1생식의 효과는 실로 눈부셨습니다. 아침에 일어나자마자 생식을 먹고 저녁은 평소의 절반만 먹는 습관을 들였습니다. 그러자 바로 몸이 가벼워지는 것을 느꼈습니다. 노년인데도 초저녁잠이 없는 편이었는데, 이제는 밤 9시면 잠자리에 들게 되었습니다. 새벽에 눈을 뜨는 것도 그렇게 가뿐할 수가 없었습니다. 다 생식 덕분이다 싶어서 이틀에 한 번꼴로 저녁을 밥 대신 생식으로 먹기도 했습니다.

그렇게 6개월이 지났습니다. 혈압은 이제 정상 수치가 되었습니다. 혹시 찾아올지도 모르는 뇌경색이나 뇌출혈에 대한 걱정도 바람과 함께 사라졌습니다. 이 모든 게 생식 덕분이라고 고마워합니다.

혈압은 식생활과 직접 관련되어 있습니다. 기름기 많은 육류, 짠 음식, 가공식품 등이 혈압을 불안하게 만듭니다. 특히 택시 운전을 하는 김홍석 씨는 불규칙한 식사가 늘 문제였습니다. 이와 같은 상황에서는 생식보다 나은 음식이 없습니다. 혈압 하면 생식을 떠올리세요. 1일 1생식이면 충분합니다.

"3개월에 10kg,
6개월에 25kg … 생식의 기적!"

경기 의왕에 사는 홍나윤(가명) 씨는 대학에서 개설한 강좌를 듣고 있습니다. 건강에 대해 보다 많은 지식을 쌓고 싶기 때문입니다. 그는 건강 전도사로 다양한 무대에서 건강 강의를 펼치고 있습니다. 멋진 중년을 살고 있는 것이죠. 그가 건강 전도사가 된 것은 바로 생식 때문이었습니다.

홍나윤 씨가 생식과 인연을 맺은 것은 7년 전입니다. 당시 고3이었던 딸은 심각한 비만이었습니다. 원래 골격이 있고 먹는 걸 유난히 좋아하기도 했지만, 누가 봐도 비정상적으로 살이 많았다고 합니다. 스스로 밝히지는 않았지만 몸무게가 세 자리 수에 가까웠을 거라고 홍나윤 씨는 말합니다.

"이러다가는 정말 해외 토픽에서나 보는 비만이 될 수도 있겠다는 공포가 몰려오더라고요. 비만 속도가 워낙 빨랐거든요."

딸도 살을 빼려는 노력을 하지 않은 것은 아닙니다. 사춘기 소녀가 얼마나 많은 스트레스를 받았을까요. 시중에 알려진 다이어트란 다이어트는 모두 섭렵했지만, 몸무게는 계속 늘어만 갔습니다.

홍나윤 씨가 딸을 다이어트 클리닉에 보내지 않고 생소하기만 한 생식을 찾은 것은 나름대로 이유가 있었습니다.

"딸은 불어나는 살도 살이지만, 비염, 천식, 아토피를 내내 달고 살았어요. 더 이상 놔두면 안 되는 상황이었어요. 건강부터 챙겨야 한다는 생각이 들었습니다."

딸은 워낙 젊은 나이여서 생식 효과는 이내 드러났습니다. 아침 한 끼를 생식으로 먹으면서 3개월 만에 10킬로그램을 감량했고, 생식 섭취를 아침과 저녁 두 끼로 늘리면서 다시 3개월 만에 15킬로그램을 추가 감량했습니다. 6개월 만에 25킬로그램을 뺀 셈입니다. 이런 식으로 1년 동안 생식을 복용한 딸은 총 35킬로그램을 감량해서 지금은 정상 체중으로 돌아왔습니다. 딸이 늘 달고 살았던 각종 질병은 모두 사라졌고요.

"저는 그 동안 건강에 대해 엄청 잘못된 상식을 가지고 있었어요. 따지고 보면 딸의 비만도 저의 책임이었죠. 먹을거리를 만들어 준 게 저였으니까요. 생식을 알고 나서야 비로소 우리 집 식단도 건강식으로 모두 바꾸었습니다."

홍나윤 씨 가족은 모두 생식 마니아가 됐습니다. 업무가 많은 남편은 면역력에 문제가 있어서 매년 가을부터 이듬해 봄까지 감기를 달고 살았는데 생식 복용과 함께 사라졌습니다. 키가 작았던 막내아들은 생식을 장기 복용한 결과 지금은 180센티미터의 건장한 대학생이 되었습니다. 홍나윤 씨 역시 생식을 복용한 후 지독한 건성이었던 피부가 개선돼 지금은 5년 전보다 오히려 주름이 줄었다고 좋아합니다.

“식구들 모두 체질이 바뀐 것을 몸으로 느끼고 있어요. 의료보험 사용 내역만 봐도 알 수 있어요. 예전에는 내역이 너무 많아서 지저분할 정도였는데, 지금은 치과에 다닌 기록밖에 없어요. 이것만 봐도 우리 가족이 얼마나 건강해졌는지 알 수 있습니다.”

건강 문제로 고민이 많았던 홍나윤 씨 가족은 생식 하나로 행복을 찾은 셈입니다.

"우리 가족 건강을 지켜 주는
1일 1생식 프로젝트"

서울 노원구에 사는 46세 강지미(가명) 씨가 생식을 구입한 것은 지난해 봄, 가족 건강에 대한 스트레스가 극에 달했을 무렵이었습니다. 1살 많은 회사원 남편, 고2 아들, 중3 아들 등 남자 셋을 뒷바라지 하느라 하루하루를 정신없이 보내는 외중에도 건강이 가장 큰 고민이었습니다. 앞으로 큰 병이 찾아오기라도 하면 가족의 행복이 깨질 수도 있다고 생각한 것입니다.

"우리 가족은 병치레를 크게 한 적은 없어요. 그런데 앞으로가

참 걱정이더라고요. 남편이나 저나 해가 다르게 몸이 무거워지고, 아이들도 입시 스트레스 때문에 많이 힘들어했거든요. 병은 소리 없이 찾아온다잖아요. 병이 오는 것을 사전에 예방하고 싶었어요. 그렇게 해서 찾은 게 바로 생식입니다."

중년 한가운데 있는 남편은 회사 일 때문에 스트레스를 많이 받았습니다. 승진도 걱정이었고, 정리해고를 당하지 않을까 하는 불안감도 컸습니다. 스트레스 때문인지 조금만 무리를 해도 쉬 피곤하곤 했습니다. 당장 큰 문제는 아니었지만, 언제고 병원 신세를 크게 질 것 같은 불안이 들었습니다. 점점 늘어 가는 뱃살이 위험 신호로 다가왔습니다. 강지미 씨는 자연스럽게 생식을 떠올렸습니다.

18세 수험생이던 첫째 아들은 진학 문제로 과중한 스트레스를 받고 있었습니다. 그래서인지 먹는 것도 시원치 않고 늘 피곤해했습니다. 아들의 피곤만 물리쳐 주면 성적도 훨씬 좋아질 것 같았습니다. 강지미 씨는 아들에게 생식을 권했습니다. 생식이 뇌도 건강하게 도와준다고 하니 머뭇거릴 이유가 없었습니다.

작은 아들은 식습관이 문제였습니다. 16세 중학교 3학년이었는데, 천성은 꽤나 낙천적이었지만 움직이는 건 극도로 싫어했습니다. 대신 먹는 건 너무 좋아했습니다. 누가 봐도 비만이었습니다. 날이 갈수록 상황은 악화되었습니다. 당장 비만을 잡지 않으면 큰일 나겠다 싶어서 밥 대신 생식을 먹게 했습니다.

사실 가장 큰 걱정은 강지미 씨 자신이었습니다. 주부로서 세 남자를 건사하느라 항상 허리가 휠 지경이었습니다. 두통과 불면증, 가슴 떨림 증상들을 안고 살았으면서도 건강을 위해 특별히 하고 있는 일은 없었습니다. 그렇다고 수험생 아들 2명과 사회생활로 고군분투하고 있는 남편 앞에서 자신의 건강을 앞세울 수도 없었습니다. 그래서 이번 기회에 가족들과 함께 생식을 먹기로 했습니다.

생식을 먹은 지 6개월이 지났습니다. 해가 바뀌어 이제 47세가 된 남편은 "매일 아침 한 끼 생식을 먹고 있는데, 이제 피로감이 사라지고 몸이 확실히 가벼워졌다"고 말합니다. 체중은 6개월 동안 4킬로그램 정도밖에 빠지지 않았지만, 허리는 4인치가 줄었습니다. 종합건강검진을 받아보지 않았지만, 혈압, 당 수치, 간 수치 등이 거의 정상에 가까워졌으리라 확신합니다. 생식이 고맙고 앞으로도 계속 섭취하겠다고 합니다.

첫째 아들은 이제 고3이 되었습니다. 아침 먹는 게 시간도 빼앗

기고 신경도 많이 쓰였었는데 두유와 함께 생식으로 먹으니 간단해서 좋다고 합니다. 무엇보다 "하루 종일 머리도 맑아요"라고 말하며 웃습니다. 덕분에 성적도 꽤 올랐다면서 1일 1생식을 계속하겠다고 합니다.

고1이 된 둘째 아들은 워낙 많이 먹는 편이어서 생식만으로 아침이 될까 싶었습니다. 하지만 실제 먹어 보니 그렇게까지 배가 고프지는 않다고 합니다. 오히려 "생각보다 맛도 좋고 계속 먹으면 체중 관리도 될 것 같아요"라며 만족해합니다. 강지미 씨는 생식이 맛이 없어서 둘째 아들은 거의 입에 대지 않을 거라 생각했는데, 벌써 6개월째 섭취하고 있어서 대견하다고 말합니다. 100킬로그램에 육박하던 체중은 현재 80킬로그램 대에 머물고 있습니다.

마지막으로, 강지미 씨. "여자들은 항상 다이어트를 해요. 그런데 처녀 때와 달리 중년에 하는 다이어트는 효과가 잘 안 나타나요. 아마도 나잇살 때문인가 봐요. 그런데 생식을 먹으면서 자연스럽게 다이어트가 되었어요. 몸이 한결 가벼워졌어요." 강지미 씨는 몸이 가벼워지면서 불면증과 두통도 사라졌고 가끔씩 굉장히 기분 나쁘게 만들었던 가슴 떨림 증상도 사라졌습니다. 사실 생식으로 가장 행복해진 것은 자신이라고 말합니다.

강지미 씨 가족의 1일 1생식 프로젝트는 지금도 순항 중입니다. 스트레스가 많은 수험생 첫째, 비만인 둘째, 성인병에 근접했던 남편, 갱년기 증상이 심했던 강지미 씨까지 모두 만족스런 결과를 얻었습니다. 1일 1생식은 가족 건강을 살리는 프로젝트라는 것을 실감하고 있습니다.

아무나 만들 수 없는 명품 생식,
이롬

우리나라 대표 생식 브랜드인 이롬의 제품들은 KOLAS 인증을 획득한 생명과학연구원에서 생식에 대한 연구 성과를 토대로 개발하고 있습니다.

KOLAS(Korea Laboratory Accreditation Scheme)는 전 세계 50개국 65개 시험소 인정 기구 중 한국 인정 기구입니다. 이곳에서는 국제적으로 인증된 평가 기준에 의거해 시험 기관의 문서관리 시스템, 장비, 시험원의 분석 능력 등을 종합적으로 평가하는 역할을 합니다. 이롬 생명과학연구원이 그 까다로운 평가를 통과해 세계적 공신력을 획득한 것입니다.

이러한 생명과학연구원은 임상 예방의학과 면역요법의 통합을 통해 질병을 예방하고 치료하려는 황성주 박사의 비전과 노력이 토대가 되어 설립되었습니다. 이곳에서는 생물학, 식품공학, 약학, 식품영양학 등 각 분야 전문가들이 모여 '자연과 과학의 조화를 통한 건강 솔루션 기업'이라는 비전 아래 천연 소재로부터 건강에 유익한 기능성 유효 성분을 탐색하고 분리해

제품화하는 연구, 개발에 열중하고 있습니다.

이밖에도 생명과학연구원에는 자랑이 더 있습니다. 연구원 입구에는 두 개의 액자가 걸려 있습니다. '2006년 신기술 개발 기업'으로 벤처기업 인증을 획득한 증명서와 새로운 기술에 대한 혁신 노력을 인정받아 중소기업청으로부터 바이오 분야의 '기술혁신형 중소기업(INNO-BIZ)' 인증을 획득한 증명서입니다. 2008년에는 이롬의 '생식바'가 우주 식품으로 선정되어 한국이 미국, 러시아에 이어 세계 세 번째 우주 식품 인증 국가가 되는 쾌거를 이뤘습니다.

명품 이롬 생식을 생산하는 공장은 청정 지역인 강원도 춘천에 자리 잡고 있습니다. 따라서 현지에서 나는 현미, 차조, 수수, 적두, 약콩 등 친환경 농산물을 빠르게 공급받을 수 있습니다. 이곳에서는 제품 계량 — 이물질 제거 — 혼합 — 벌크 검사 — 충진 — 극미세 이물질 탐지 검사 — 포장 등 모두 7단계에 걸쳐 생식 제품이 만들어집니다. 그러나 무엇보다 이롬 춘천 공장의 최대 자랑거리는 역시 'GMP(우수건강식품제조기준) 지정' 허가를 받았다는 점입니다. 제품 제조 과정 및 품질과 위생관리의 우수성을 인정받은 셈입니다.

이롬 생식이 명품이 될 수밖에 없는 이유는 공장 곳곳에 숨어 있습니다. 바로 청결 정신입니다. 공장에 들어가려면 먼지가 나지 않는 전용 위생화를 신고 모자와 가운을 입어야 합니다. 그러고 나서도 알코올로 소독하고 에어 샤워기로 세척해야 공장 안으로 들어갈 수 있습니다. 공장 안에서도 각 공정 단계마다 GMP 기준에 따라 작업이 이뤄집니다.

청결을 중요시하는 방침은 공장 운영 시간에서도 드러납니다. 공장의 하루 일과는 소독 작업으로 시작됩니다. 1시간 동안 공장 안팎을 소독하고 나서야 제품을 생산하기 시작하는 것입니다. 오후 4시 30분부터 1시간 30분 동안 다시 청소를 합니다. 그러자면 하루 중 생산 라인이 돌아가는 시간은 모두 5시간 30분뿐입니다. 하지만 제품 특성상 생산량을 늘리는 것보다 위생 관리가 더 중요하다는 게 이롬의 생각입니다.

생식 한번 드셔 보겠습니까?

"왜 아직도 생식입니까?"

이렇게 물어 보는 사람이 있습니다. 15년 동안 전국을 돌며 생식만 설파하고 다녔더니 물어 보는 말입니다. 사실 제가 드릴 수 있는 대답은 예나 지금이나 변한 게 없습니다. "자연에서 온 생식은 언제나 사람에게 최고의 음식입니다"라고 말입니다.

저에게 이런 질문을 던지는 사람들은 건강에 관심이 많은 편입니다. 그리고 안타깝게도 그냥 보기에도 건강이 안 좋아 보이는 사람들입니다. 복부 비만이 있거나, 눈빛이 흐리거나, 피부가 죽었거나, 팔 다리가 부었거나, 뭐 대체로 그렇습니다. 마음 같아서는 "지금 당신 몸에는 독소가 가득합니다. 그걸 제거하지 않으면 나중에 크게 고생합니다"라고 말하고 싶지만, "생식 한번 드셔 보겠습니까?"라는 말로 대신하고는 합니다.

　생식은 몸속 독소를 제거해 주고 신체 활성화를 돕는 보석 같은 자연식입니다. 하루 한 끼만 생식을 해도 독소가 빠져나가서 몸은 이전보다 훨씬 가벼워집니다. 생식을 경험해 본 모든 사람이 하는 이야기입니다. 또 생식을 오랜 시간 섭취하면 몸을 본래 건강 상태로 되돌릴 수 있습니다. 태어날 때처럼 오염이 안 된 상태로 말입니다.

　세계인 모두에게 생식은 필요합니다. 그런데 제가 우리나라에서 제일 많이 생식 이야기를 하는 데는 이유가 있습니다.

　한국 사람들은 예전에 비해 체격은 커졌습니다. 아시아 국가 중 최고라고 합니다. 그러나 체력과 체질은 오히려 나빠졌습니다. 비만, 근시, 피부 질환, 충치, 당뇨, 고혈압을 호소하는 사람의 수가 급증하고 있습니다. 전체 인구 중 당뇨 환자 비율은 세계에서 가장 높습니다. 비만의 나라라는 미국보다 높습니다.

　원인은 한 가지입니다. 잘못된 식생활입니다. 육류와 가공식품에 길들여지면서 자연식을 멀리했기 때문에 일어난 일입니다. 그 래서 여전히 생식을 이야기할 수밖에 없습니다.

인류에게 처음 주어진 먹을거리는 채소였습니다. 발달한 어금 니나 긴 소화기관이 그것을 입증해 줍니다. 그러나 산업사회 이후 식량 공급이 늘어나면서 식단에서 육류 의존도가 높아졌습니다. 그러다 보니 40만 가지가 넘는 식물의 혜택을 받지 못한 채 영양 부족과 병고에 시달리는 처지가 되었습니다. 세포를 파괴하는 활 성산소는 수시로 만들어 내면서 신진대사를 정상화시키는 피토 케미컬, 비타민, 미네랄, 섬유소 등을 섭취하는 데는 소홀하고 있 는 것입니다. 이처럼 엄청나게 잘못된 흐름을 뒤바꾸기 위해 생식 이 필요합니다.

영양학적으로 바람직한 식사란 비옥한 토양에서 제대로 자라 제철에 수확한 채소, 곡식, 두류, 해조류, 과일 등에 약간의 생선, 달걀, 우유 등 동물성 식품을 곁들인 것입니다. 예전에는 일상적 으로 먹었지만 어느새 멀어진 메뉴들입니다. 이 재료들이 모두 들어 있는 게 바로 생식입니다.

생식은 특별한 질병이 없는데도 항상 몸이 무거운 사람에게 좋습니다. 생식을 3개월만 꾸준히 먹으면 컨디션을 회복할 수 있습니다. 생식을 먹다 보면 자연 입맛에 길들여져 가공식품을 멀리하게 됩니다. 섭취 음식량이 줄어들어서 자연스럽게 다이어트에 성공할 수도 있습니다. 만성피로에 시달리는 중년 남성, 스트레스 많은 주부, 머리를 많이 쓰는 아이들 모두에게 좋습니다.

하루 한 끼 생식을 3개월만 실천해 보세요. 이 작은 실천으로 행복과 건강을 모두 지킬 수 있습니다.

황성주

서울대 의대를 졸업하고 서울대병원에서 전공의 과정을 수료하여 전문의를 취득했으며, 독일 프리덴바일러 암 전문 병원에서 통합 의학과 전인 치료 의학을 공부했다. 암환자를 위한 사랑의 치유 캠프, 전인 치유 학교, 암 오픈 클리닉을 개설했고, 국제 암 면역 세미나를 주도했으며, 특히 암환자 치료식으로 '황성주 생식'을 개발해 한국인의 건강한 삶을 유지하는 데 중요한 기여를 해 왔다. 현재 사랑의클리닉 원장, ㈜이롬 회장, 대한암협회 이사, 국제 사랑의봉사단 국제 대표, 꿈의학교 이사장, 꿈이있는교회 사역목사로서 열정을 불태우고 있다. 주요 저서로 《생식으로 못 다루는 병은 없다》《암 재발은 없다》《암은 없다》《건강을 욕망하라》 등이 있다.

당신의 인생을 바꿀 단 하나의 식습관

1일 1생식

1판 1쇄 인쇄 2013년 5월 30일
1판 1쇄 발행 2013년 6월 5일

지은이 황성주
펴낸이 고영수
편집이사 조병철 **기획·편집** 노종한, 최원준, 박나래
경영기획 고병욱 **외서기획** 우정민 **마케팅** 유경민, 김재욱 **제작** 김기창
총무 문준기, 노재경, 조은진, 송민진 **관리** 주동은, 조재언, 신현민

펴낸곳 청림출판
등록 제406-2006-00060호
주소 135-816 서울시 강남구 논현동 63번지 청림출판
　　　413-756 경기도 파주시 교하읍 문발리 파주출판도시 518-6번지 청림아트스페이스
전화 02)546-4341
팩스 02)546-8053

www.chungrim.com
cr2@chungrim.com

ⓒ 황성주 2013

ISBN 978-89-352-0969-9 (13510)
● 잘못된 책은 바꿔 드립니다.